热河满族常用药实用技术

◎主编 曹凯 谢利德 苏占辉

中医古籍出版社
Publishing House of Ancient Chinese Medical Books

图书在版编目（CIP）数据

热河满族常用药实用技术 / 曹凯，谢利德，苏占辉主编 . — 北京：中医古籍出版社，2018.11

ISBN 978-7-5152-1766-6

Ⅰ . ①热…　Ⅱ . ①曹…　②谢…　③苏…　Ⅲ . ①满族—民族医学—中草药

Ⅳ . ① R292.1

中国版本图书馆 CIP 数据核字（2018）第 147646 号

热河满族常用药实用技术

主编　曹　凯　谢利德　苏占辉

责任编辑　王晓曼

封面设计　艺点锦秀

出版发行　中医古籍出版社

社　　址　北京东直门内南小街 16 号（100700）

电　　话　010-64089446（总编室）010-64002949（发行部）

网　　址　www.zhongyiguji.com.cn

印　　刷　北京博图彩色印刷有限公司

开　　本　710mm×1000mm　1/16

印　　张　12.25

字　　数　188 千字

版　　次　2018 年 11 月第 1 版　2018 年 11 月第 1 次印刷

书　　号　ISBN 978-7-5152-1766-6

定　　价　96.00 元

《热河满族常用药实用技术》编委会

前　言

随着《中国的中医药》白皮书和《中华人民共和国中医药法》（以下简称《中医药法》）发表和颁布，国家从法律层面确立了中医药在我国医疗体系中的重要作用和地位。《中医药法》明确规定中医药是包括汉族和少数民族医药在内的我国各民族医药的统称，是反映中华民族对生命、健康和疾病的认识，具有悠久历史、独特理论及技术方法的医药学体系。

满族医药作为满族文化的重要组成部分，是满族人民在长期与自然和疾病做斗争过程中逐渐形成的经验总结，是满族文化的突出亮点，也是满族广大劳动人民的智慧结晶，具有鲜明的民族特色和明显的地域性，曾经为民族生存、健康和发展发挥着重要作用。满族医药是中国民族医药的重要组成部分，是我国传统文化的重要组成，是扎根于满族人民日常生活中的文化，它和满族人民的思维方式、生活方式等紧密相关，是中华民族宝贵的遗产，也是我们保持文化多样性的重要资源。

《中医药法》明确提出：国家鼓励中药材的规范化种植养殖，严格农药等农业投入品的使用，支持中药材的良种繁育，提高中药材质量，同时提出国家支持道地中药材品种的选育，扶持道地中药材的生产基地建设，加强道地中药材生产基地生态环境保护等一系列法律规范。我国的中药大健康产业迎来了全新的发展机遇。

在当今的承德（原热河）满族聚集区，依然有许多具有满族特色的偏方、验方和治疗方法在流传和应用。这些偏方、验方以满族医学理论为基础，有单味药和复方两种形式，应用简单便捷，效果独特。满族医药治疗疾病多取用天然的动植物药，热河地区为山区，药用资源丰富，据不完全统计，具有药用价值的动植物约600多种，历史上有应用记载的中药材约260余种，尚未开发利用的约400种。丰富的药用资源为研究满族医药提供了必要的条件。

由于地区产业结构调整，大量的农村土地资源用于药材的种植，急需相关技术资料给予支撑，归属于不同行业的药材实用技术亟须整理归纳、创新，并普及到基层药材种植加工行业中；同时亟待制定道地药材目录及种植、养殖、采收、加工、储藏、炮制、分级等技术标准，加强对药材种植养殖加工行业的科学引导。

本书编著人员在全面参与总结全国中药资源普查的经验基础上，结合热河地区常用满族药材种植采收加工的实际情况，深度挖掘分属于不同专业的中药材种植加工技术，凝练融合，组织成书。对于促进药材产地初加工标准化、规模化、集约化，提高药材资源综合利用水平，发展药材绿色循环经济有着至关重要的作用和意义。

通过对热河满族常用药的编著整理，一方面对于适合热河山区的满族药材种植、采收、加工进行有效的技术指导、推广种植，增加农民收入有重要意义；另一方面筛选出疗效突出的治疗方法和药物，应用于临床，服务广大患者；第三，借助河北省中药开发与研究重点实验室及河北省中药产业创新联盟的优势，对疗效突出的满族用药进行科学研究，更好地服务于社会。所以在热河进行满族医药研究，对于抢救和保存满族文化，继承民族文化精髓意义重大，有利于弘扬和发展民族传统文化，坚定文化自信，推动民族文化的发展。

目　录

白 芍

【满药基原】本品为毛茛科植物芍药 *Paeonia lactiflora* Pall. 的干燥根。

【满文名称】ᡧᠣᡩᠣ

【原 植 物】

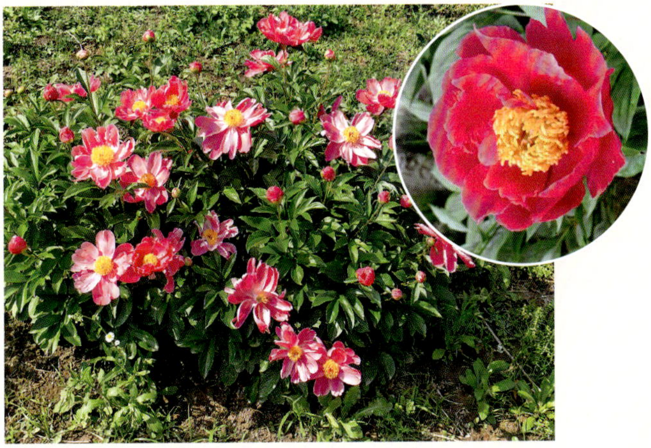

白芍原植物

【采收加工】

一、采收

以栽种后 3 ～ 4 年采收为宜。采收最佳时期在果期至枯萎期（8 ～ 9 月份），最迟不能迟于 10 月上旬。收获时趁晴天割去茎秆，挖出全根，抖去泥土，留芍芽作种，切下芍根，运回加工。

二、产地加工

将采收的根条，除去头、尾及细根，按大、中、小三个等级，分别置沸水中煮，煮至芍根变软、表面发白、闻之有香气时，取出。晒干或用文火烘干即可。白芍可以趁鲜切片，片形以圆片为宜，适当加厚，一般以 2 ～ 4mm

为宜，防止晾晒后开裂。

【贮　　藏】置干燥处，防虫蛀。

【药材形态】本品呈圆柱形，平直或稍弯曲，两端平截，长 5 ～ 18cm，直径 1 ～ 2.5cm。表面类白色或淡棕红色，光洁或有纵皱纹及细根痕，偶有残存的棕褐色外皮。质坚实，不易折断。断面较平坦，类白色或微带棕红色，形成层环明显，射线放射状。气微，味微苦酸。

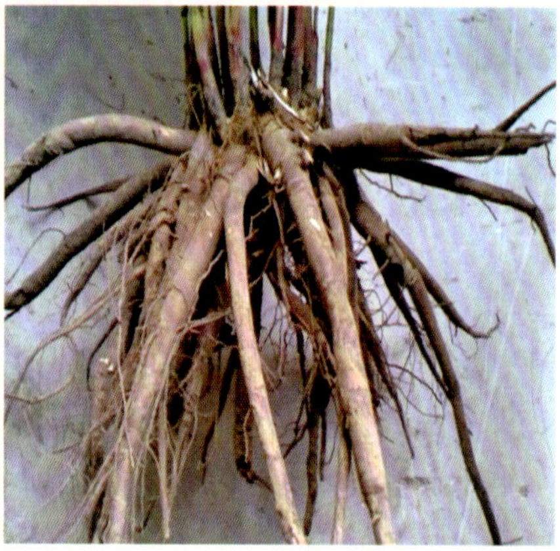

白芍根

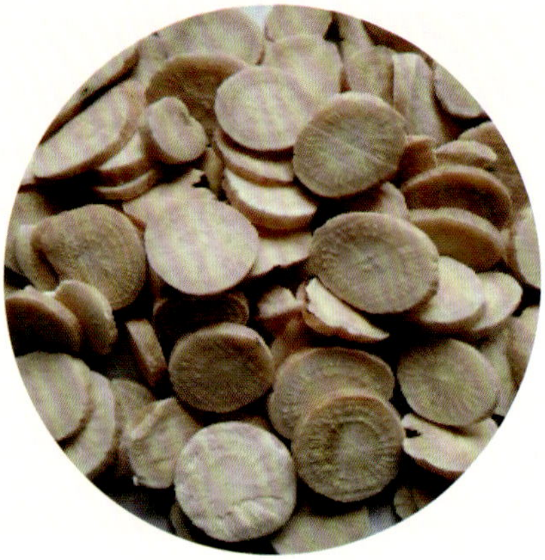

白芍饮片

【成分含量】本品含芍药苷（$C_{23}H_{28}O_{11}$）不得少于 1.6%。

【等级规格】

白芍：本品为毛茛科植物芍药的干燥根。

一等：干货。呈圆柱形，直或稍弯，去净栓皮，两端整齐。表面类白色或淡红色。质坚实，体重。断面类白色或白色。味微苦酸。长 8cm 以上，中部直径 1.7cm 以上。无芦头、花麻点、破皮、裂口、夹生、杂质、虫蛀、霉变。

二等：干货。呈圆柱形，直或稍弯，去净栓皮，两端整齐。表面类白色或淡红棕色。质坚实，体重。断面类白色或白色。味微苦酸。长 6cm 以上，中部直径 1.3cm 以上。间有花麻点。无芦头、破皮、裂口、夹生、杂质、虫蛀、霉变。

三等：干货。呈圆柱形，直或稍弯，去净栓皮，两端整齐。表面类白色或白色。味微苦酸。长 4cm 以上，中部直径 0.8cm 以上。间有花麻点。无芦头、破皮、裂口、夹生、虫蛀、霉变。

四等：干货。呈圆柱形，直或稍弯，去净栓皮，两端整齐。表面类白色或淡红棕色。断面类白色或白色。味微苦酸。长短粗细不分，兼有夹生、破皮、花麻点、头尾、碎节或未去净皮。无枯芍、芦头、杂质、虫蛀、霉变。

附：杭白芍

一等：干货。呈圆柱形，条直，两端切平。表面棕红色或微黄色。质坚体重。断面米黄色。味微苦酸。长 8cm 以上，中部直径 2.2cm 以上。无枯芍、芦头、栓皮、空心、杂质、虫蛀、霉变。

二等：干货。呈圆柱形，条直，两端切平。表面棕红色或微黄色。质坚体重。断面米黄色。味微苦酸。长 8cm 以上，中部直径 1.8cm 以上。无枯芍、芦头、栓皮、空心、杂质、虫蛀、霉变。

三等：干货。呈圆柱形，条直，两端切平。表面棕红色或微黄色。质坚体重。断面米黄色。味微苦酸。长 8cm 以上，中部直径 1.5cm 以上。无枯芍、芦头、栓皮、空心、杂质、虫蛀、霉变。

四等：干货。呈圆柱形，条直，两端切平。表面棕红色或微黄色。质坚体重。断面米黄色。味微苦酸。长 7cm 以上，中部直径 1.2cm 以上。无枯芍、芦头、栓皮、空心、杂质、虫蛀、霉变。

五等：干货。呈圆柱形，条直，两端切平。表面棕红色或微黄色。质坚体重。断面米白色。味微苦酸。长 7cm 以上，中部直径 0.9cm 以上。无枯芍、芦头、栓皮、空心、杂质、虫蛀、霉变。

六等：干货。呈圆柱形，表面棕红色或微黄色。质坚体重。断面米白色。味微苦酸。长短不分。中部直径 0.8cm 以上。无枯芍、芦头、栓皮、杂质、虫蛀、霉变。

七等：干货。呈圆柱形，表面棕红色或微黄色。质坚体重。断面米白色。味微苦酸。长短不分。直径 0.5cm 以上。间有夹生、伤疤。无梢尾、枯心、芦头、栓皮、虫蛀、霉变。

备注：①各地栽培的白芍，除浙江白芍生长期较长，根条粗，分为七个等级外，其他地区均按四个等级分等。②安徽习惯上加工的白芍片、花芍片、花芍个、花帽、狗头等可根据质量情况和历史习惯自定标准。

【传统炮制】

白芍：洗净润透，切薄片，干燥。

炒白芍：取净白芍片，照清炒法炒至微黄色。

酒白芍：取净白芍片，照酒炙法炒至微黄色。

【药材偏性】苦、酸，微寒。归肝、脾经。

【功能主治】养血调经，敛阴止汗，柔肝止痛，平抑肝阳。用于血虚痿黄，月经不调，自汗，盗汗，胁痛，腹痛，四肢挛痛，头痛眩晕。

【满医用药】用芍药根煮水治疗腹泻腹痛。

用芍药配伍牡丹皮、生地黄、白茅根，水煎服，治疗血热引起的咯血、吐血、便血、妇女经血过多。芍药配伍当归、川芎、延胡索、柴胡、牡丹皮、桃仁、红花，水煎服，治疗肝郁胁痛、经闭痛经、癥瘕腹痛、跌打损伤。芍药配伍金银花、天花粉、连翘、栀子、玄参，水煎服，治疗目赤肿痛、痈肿疮疡。

【现代研究】芍药能扩张冠状动脉，增加冠脉血流量；有抑制血小板聚集作用；有镇静、抗炎止痛、抗惊厥、解痉作用；对多种病原微生物有较强的抑制作用。

白　术

【满药基原】本品为菊科植物白术 *Atractylodes macrocephala* Koidz. 的干燥根茎。

【满文名称】

【原 植 物】

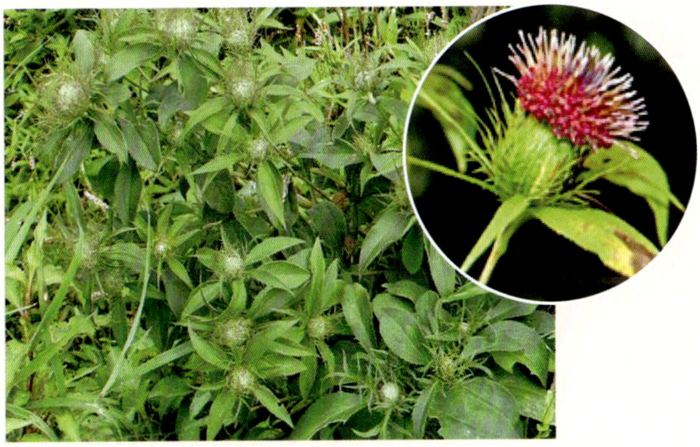

白术原植物

【采收加工】

一、采收

在种植当年 10 月下旬至 11 月上旬（霜降至冬至），茎秆由绿色转枯黄，上部叶已硬化，叶片容易折断时采收。过早采收则术株还未成熟，根茎鲜嫩，折干率不高；过迟则新芽萌发，根茎养分被消化。选择晴天、土壤干燥时挖出。

二、产地加工

晒干或烘干，晒 15 ～ 20 天。日晒过程中经常翻动的白术称为生晒术，烘干的白术称为烘术。烘干时，烘烤火力不宜过强，温度以不烫手为宜，经过火烘4～6小时，上下翻转一遍，细根脱落，再烘至八成干时，堆积5～6天，使内部水分外渗、表皮转软，再烘干即可。

【贮　　藏】置阴凉干燥处，防蛀。

【药材形态】本品为不规则的肥厚团块，长3～13cm，直径1.5～7cm。表面灰黄色或灰棕色，有瘤状突起及断续的纵皱纹和沟纹，并有须根痕，顶端有残留茎基和芽痕。质坚硬，不易折断。断面不平坦，黄白色至淡棕色，有棕黄色的点状油室散在；烘干者断面角质样，色较深或有裂隙。气清香，味甘、微辛，嚼之略带黏性。

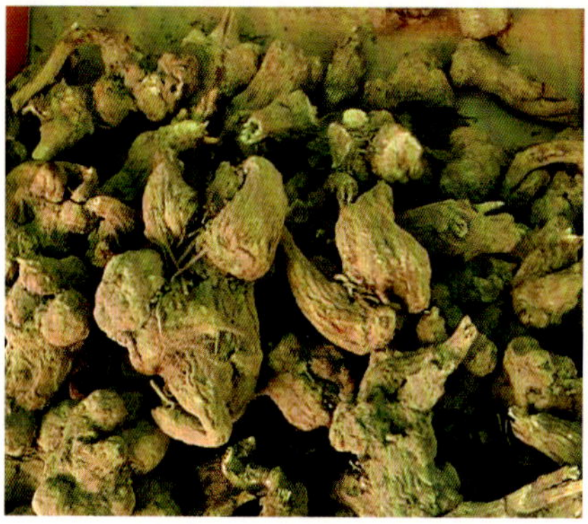

白术药材

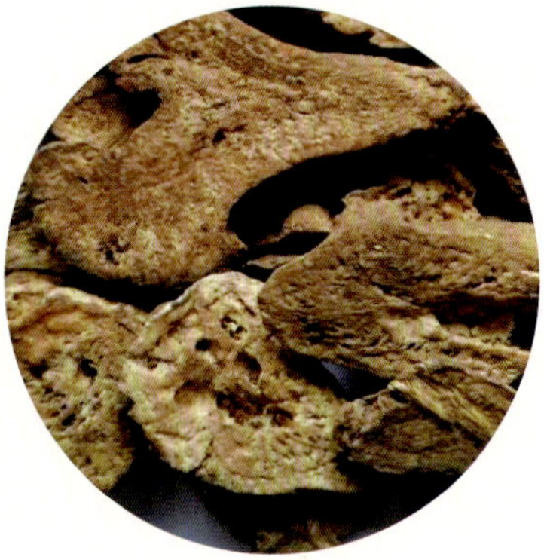

炒白术

【成分含量】本品浸出物测定，用60%乙醇作溶剂，不得少于35.0%。

【等级规格】

白术：本品为菊科植物白术的干燥根茎。

一等：干货。呈不规则团块，体形完整。表面灰棕色或黄褐色。断面黄白色或灰白色。味甘、微苦。每千克40只以内。无焦枯、油个、炕泡、杂质、虫蛀、霉变。

二等：干货。呈不规则团块，体形完整。表面灰棕色或黄褐色。断面黄白色或灰白色。味甘、微辛苦。每千克100只以内。无焦枯、油个、炕泡、杂质、虫蛀、霉变。

三等：干货。呈不规则团块，体形完整。表面灰棕色或黄褐色。断面黄白色或灰白色。味甘、微辛苦。每千克 200 只以内。无焦枯、油个、炕泡、杂质、虫蛀、霉变。

四等：干货。体形不计，但需全体是肉（包括武子、花子）。每千克 200 只以上。间有程度不严重的碎块、油个、炕泡。无杂质、霉变。

备注：①凡符合一、二、三等重量的花子、武子、长枝顺降一级。②无论炕白术、晒白术，均按此规格标准的只数分等。

【传统炮制】

白术：除去杂质，洗净，润透，切厚片，干燥。

麸炒白术：将蜜炙麸皮撒入热锅内，待冒烟时加入白术片，炒至黄棕色，逸出焦香气，取出，筛去蜜炙麸皮。每 100 千克白术，用蜜麸皮 10 千克。

【药材偏性】味苦、甘，性温。归脾、胃经。

【功能主治】健脾益气，燥湿利水，止汗，安胎。用于脾虚食少，腹胀泄泻，痰饮眩悸，水肿，自汗，胎动不安。

白头翁

【满药基原】 本品为毛茛科植物白头翁 *Pulsatilla chinensis* (Bge.) Regel. 的干燥根。

【满文名称】

【原 植 物】

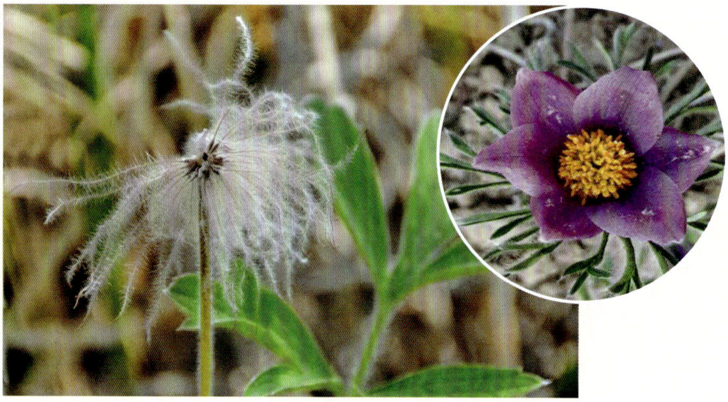

白头翁原植物

【采收加工】 种植2～3年后采挖。春季或秋季采挖，以春季质量较好。采收时，将根挖出，除掉茎叶和根须，保留根头部的白色茸毛，洗净泥土后晒干。

【贮　　藏】 置通风干燥处贮藏。

【药材形态】 本品呈类圆柱形或圆锥形，稍扭曲，长6～20cm，直径0.5～2cm。表面黄棕色或棕褐色，具不规则纵皱纹或纵沟，皮部易脱落，露出黄色的木部，有的有网状裂纹或裂隙，近根头部常有朽状凹洞。根头部稍膨大，有白色绒毛，有的可见鞘状叶柄残基。质硬而脆，断面皮部黄白色或淡黄棕色，木部淡黄色。气微，味微苦涩。

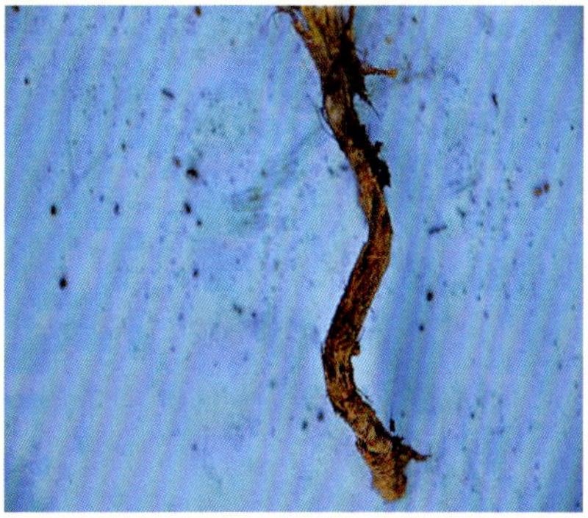

白头翁根

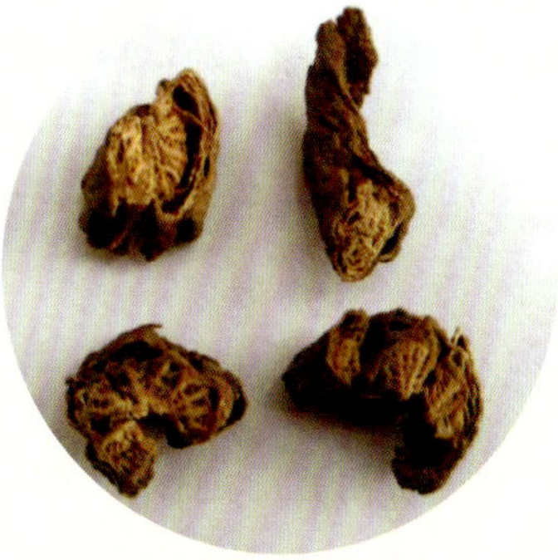

白头翁饮片

【成分含量】本品按干燥品计算，含白头翁苷 B_4（$C_{59}H_{96}O_{26}$）不得少于4.6%。

【等级规格】

白头翁：本品为毛茛科植物白头翁的干燥根。

规格：统货。呈类圆柱形或圆锥形，稍扭曲，长 6 ～ 20cm，直径 0.5 ～ 2cm。断面黄棕色或棕褐色，具不规则纵皱纹或纵沟，皮部易脱落，露出黄色木质部，近根头部稍膨大，有白色绒毛，断面皮部黄白色或淡黄棕色，木部淡黄色。气微，味微苦涩。以根粗长，质坚实，根头部有白色毛绒者为佳。无杂质、虫蛀、霉变。

【传统炮制】除去杂质，洗净，润透，切薄片，干燥。

【药材偏性】味苦，性寒。归胃、大肠经。

【功能主治】清热解毒，凉血止痢。用于热毒血痢，阴痒带下。

【满医用药】白头翁是满族民间治疗肠炎、痢疾的常用药物，鲜白头翁使用剂量较大。研究资料表明，白头翁的药用植物种类较多，毛茛科白头翁有一定的毒性，使用时要慎重。

用鲜白头翁捣烂外敷，治疗疔疮肿毒、红肿。

用鲜白头翁煮水饮用，治疗肠炎痢疾。

【现代研究】白头翁有抗阿米巴原虫、抗阴道滴虫、抗菌、抗病毒、镇静、镇痛及抗痉挛的作用。

白鲜皮

【满药基原】本品为芸香科植物白鲜 *Dictamnus dasycarpus* Turcz. 的干燥根皮。

【满文名称】[illegible]

【原 植 物】

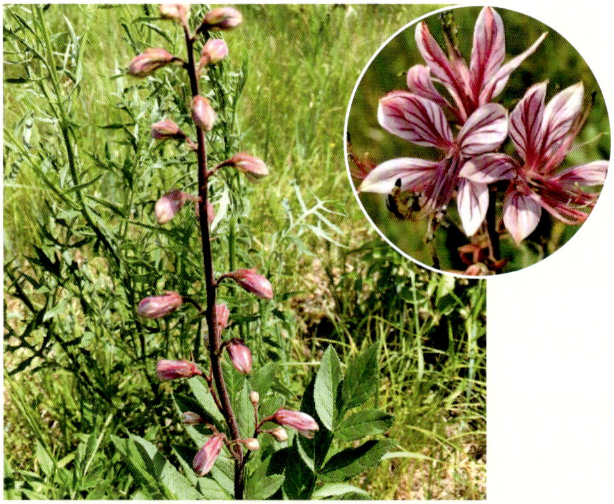

白鲜原植物

【采收加工】春秋季节采挖，割去地上茎叶，洗净泥土，除去须根和粗皮，趁鲜时纵向剖开，抽取木心，晒干。

【贮　　藏】置通风干燥处。

【药材形态】本品呈卷筒状，长 5 ～ 15cm，直径 1 ～ 2cm，厚 0.2 ～ 0.5cm。外表面灰白色或淡灰黄色，具细纵皱纹或细根痕，常有突起的颗粒状小点；内表面类白色，有细纵纹。质脆，折断时有粉尘飞扬，断面不平坦，略带层片状，剥去外层，迎光可见闪烁的小亮点。有羊膻气，味微苦。

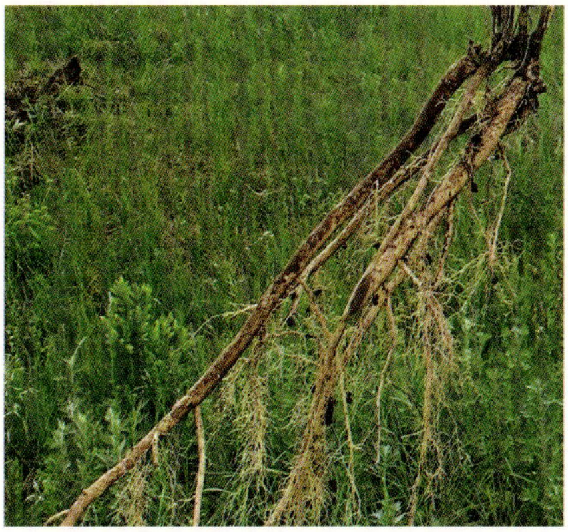
白鲜根

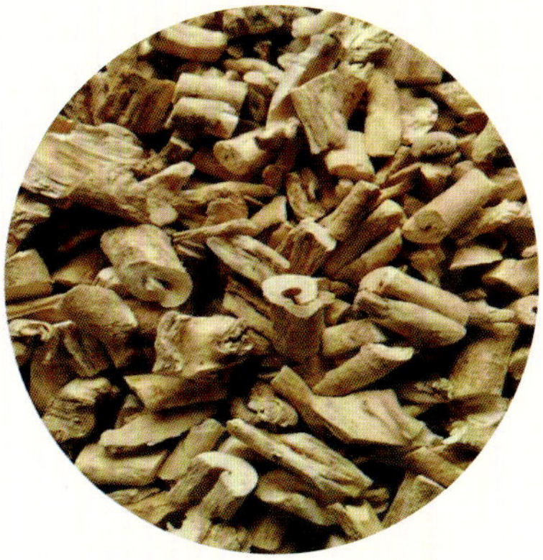
白鲜皮饮片

【成分含量】本品按干燥品计算，含梣酮（$C_{14}H_{16}O_3$）不得少于 0.050%，含黄柏酮（$C_{26}H_{34}O_7$）不得少于 0.15%。

【等级规格】

白鲜皮：本品为芸香科植物白鲜的干燥根皮。

规格：统货。呈卷筒状，长 5～15cm，直径 1～2cm，厚 0.2～0.5cm。外表面灰白色或淡灰黄色，具细皱纹和细根痕，常有突起的颗粒状小点；内表面类白色，有细皱纹。质脆，折断时粉尘飞扬，断面不平坦，略呈层片状。有羊膻气，味微苦。以条大、肉厚、无木心、色灰白、羊膻气浓者佳。无杂质、虫蛀、霉变。

【传统炮制】白鲜皮：除去杂质，洗净，稍润，切厚片，干燥。

【药材偏性】味苦，性寒。归脾、胃、膀胱经。

【功能主治】清热燥湿，祛风解毒。用于湿热疮毒，黄水淋漓，湿疹，风疹，疥癣疮癞，风湿热痹，黄疸尿赤。

白　芷

【满药基原】本品为伞形科植物白芷 *Angelica dahurica*（Fisch. ex Hoffm.）Benth. et Hook. f. 或杭白芷 *Angelica dahurica*（Fisch. ex Hoffm.）Benth. et Hook. f. var. *formosana*（Boiss.）Shan et Yuan 的干燥根。

【满文名称】[illegible]

【原 植 物】

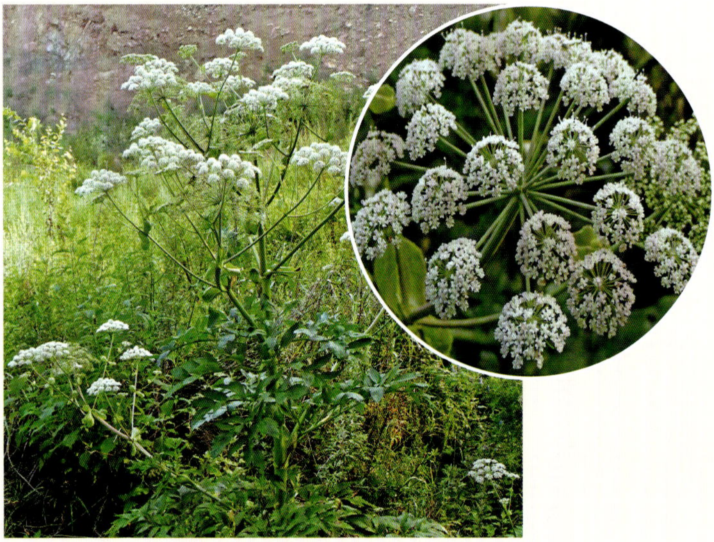

白芷原植物

【采收加工】

一、采收

白芷因产地和播种时间的不同，采收期各异。春播的白芷，河北在当年白露后、河南在霜降前后采收。秋播的白芷，四川在播种后第 2 年的小暑至大暑、河南在大暑至白露、浙江在大暑至立秋、河北在处暑前后采收。在茎叶枯黄时采挖，选择晴天，先割去地上部分，然后挖出全根。

二、产地加工

不同产区的加工方法有所不同。

1. 四川产区 将白芷曝晒 1 ～ 2 天后，除去泥土，剪去残留叶基，去掉须根，按大、中、小分级晒收。不可堆厚，忌雨淋，否则易霉烂和黑心，降低质量。晚上收回摊放，直至完全干透为止。

2. 浙江产区 将挖出的白芷置于有水的缸内，洗去泥土及须根，捞出用清水冲洗干净，将处理干净的白芷放在木板或光滑水泥地面上，按鲜重的 5% 加入石灰，让其均匀黏附于白芷表面，再按照大小置竹匾或芦席上曝晒至全干。或将洗净的白芷放入缸内，按鲜重的 5% 加入石灰拌匀，放置 1 周后取出，晒干。

3. 河南、河北地区 挖取根部后，去掉泥土及须根，就地晒干。

传统方法中如果白芷不能及时干燥，常采用熏硫防烂的方法。通常每 1000kg 鲜白芷，用硫黄 7 ～ 8kg。熏硫可防止白芷霉烂，但对白芷有效成分之一的香豆素损害较大，同时硫化物残留容易超标，一般不宜采用。采用合理的加工方法显得非常重要。

张志梅等考察了烘干对白芷外观性状及欧前胡素和异欧前胡素含量的影响。结果表明，35℃烘干白芷的所需时间长，白芷根中欧前胡素和异欧前胡素含量高；而 70℃烘干白芷虽需时短，但白芷中欧前胡素和异欧前胡素含量显著降低，同时白芷横断面焦黄；105℃烘干白芷中的欧前胡素和异欧前胡素含量显著降低，白芷横断面焦黑。综上所述，白芷的烘干温度控制在 35℃是一种适宜的方法。

【贮　　藏】置阴凉干燥处。防蛀。

【药材形态】本品呈长圆锥形，长 10 ～ 25cm，直径 1.5 ～ 2.5cm。表面灰棕色或黄棕色，根的头部呈钝四棱形或近圆形，具纵皱纹、支根痕及皮孔样横向突起，有的排列呈四纵行。顶端有凹陷的茎痕。质坚实，断面白色或灰白色，粉性，形成层环棕色，近方形或近圆形，皮部散有多数棕色油点。气芳香，味辛、微苦。

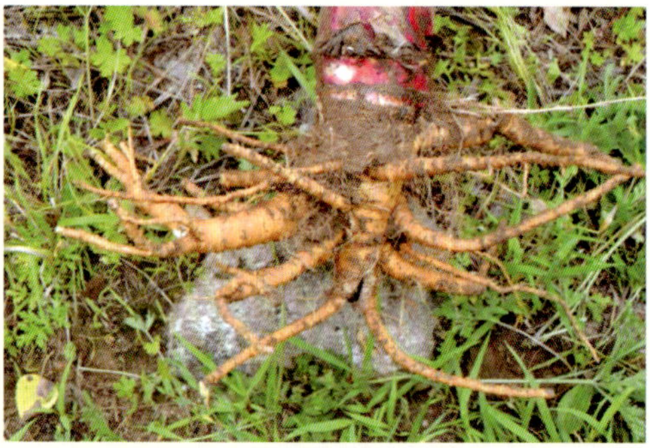

白芷根

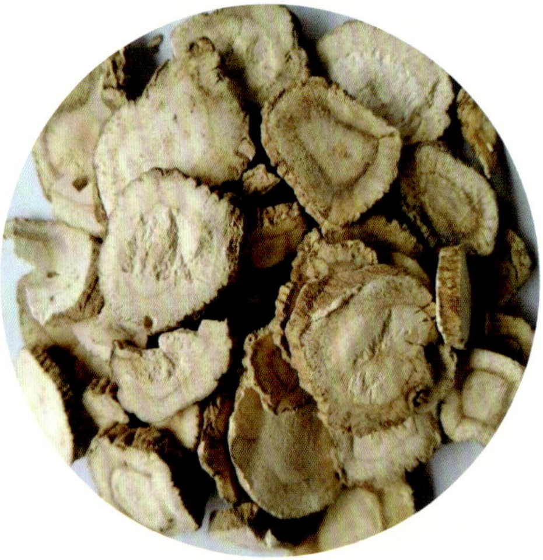

白芷饮片

【成分含量】本品按干燥品计算，含欧前胡素（$C_{16}H_{14}O_4$）不得少于0.080%。

【等级规格】

白芷：本品为伞形科植物白芷的干燥根。

一等：干货。呈圆锥形。表面灰白色或黄白色。体坚。断面白色或黄白色，具粉性。有香气，味辛、微苦。每千克36支以内。无空心、黑心、芦头、油条、杂质、虫蛀、霉变。

二等：干货。呈圆锥形。表面灰白色或黄白色。体坚。断面白色或黄白色，具粉性。有香气，味辛、微苦。每千克 60 支以内。无空心、黑心、芦头、油条、杂质、虫蛀、霉变。

三等：干货。呈圆锥形。表面灰白色或黄白色。具粉性。有香气，味辛、微苦。每千克 60 支以上，顶端直径不得小于 0.7cm。间有白芷尾、黑心、异状、油条，但总数不得超过 20%。无杂质、霉变。

【药材偏性】味辛，性温。归胃、大肠、肺经。

【功能主治】解表散寒，祛风止痛，宣通鼻窍，燥湿止带，消肿排脓。用于感冒头痛，眉棱骨痛，鼻塞流涕，鼻鼽，鼻渊，牙痛，带下，疮疡肿痛。

【满医用药】白芷见于《金史》卷二十六："京兆府……产白芷、麻黄、白蒺藜、茴香、细辛。"白芷是满族民间的常用药物，主要用于治疗鼻病、头痛、风湿痹痛。东北民间还将白芷作为烹调菜肴的调味香料使用。

白芷煮水，口服，治疗感冒头痛、阳明头痛、牙痛。白芷配伍辛夷等药，水煎服，治疗鼻部疾病、鼻塞、流涕等。白芷配伍香附、白术、当归、苍术、甘草，水煎服，治疗妇女白带过多。白芷研粉，外敷，治疗疮疡肿痛。白芷水煎服或用鲜白芷捣烂外敷患处，治疗蛇虫咬伤。

【现代研究】白芷有解热镇痛、解痉、抗炎、抗菌、抗癌、抗辐射的作用。

百　合

【满药基原】 本品为百合科植物卷丹 *Lilium lancifolium* Thunb.、百合 *Lilium brownii* var. viridulum Baker. 或细叶百合 *Lilium pumilum* DC. 的干燥肉质鳞茎。

【满文名称】

【原 植 物】

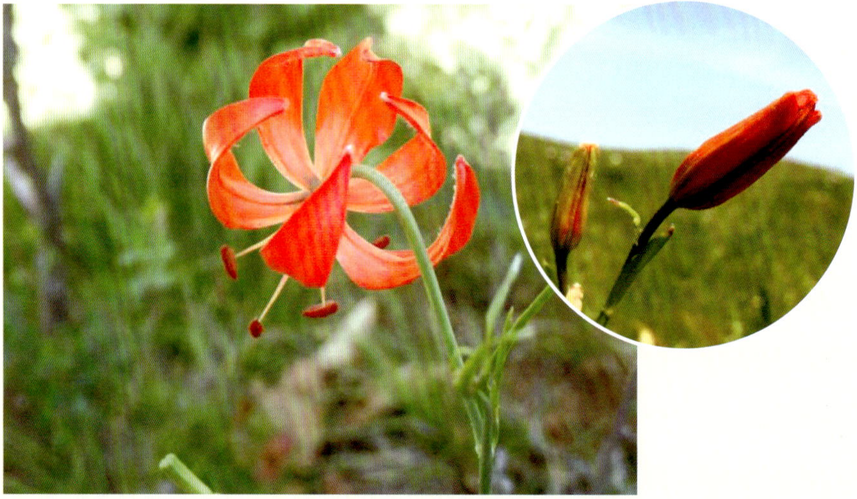

百合原植物

【采收加工】

一、采收

定植当年收获，选择晴天进行。9 ～ 10 月茎叶枯萎后，用镰刀割去地上部分，将鲜茎挖出，除去根须，运回加工。

二、产地加工

洗净，剥下鳞片，按大小分级，有大、中、小瓣，黏液厚薄之分。用沸水煮 1 ～ 2 分钟至百合鳞片边缘柔软，中间夹有生心，立即捞出，摊放席上晒干。如遇雨天要用火烘干。在沸水中煮时间不宜过长也不宜过短，如时间过长，因淀粉散失而粘连，须用清水冲洗；如时间过短，瓣卷曲，晒时由白变黑。

【贮　　藏】置通风干燥处。

【药材形态】本品呈长椭圆形，长 2 ～ 5cm，宽 1 ～ 2cm，中部厚 1.3 ～ 4mm。表面类白色至淡棕黄色，有的微带紫色，有数条纵直平行的白色维管束。顶端稍尖，基部较宽，边缘薄，微波状，略向内弯曲。质硬而脆，断面较平坦，角质样。气微，味微苦。

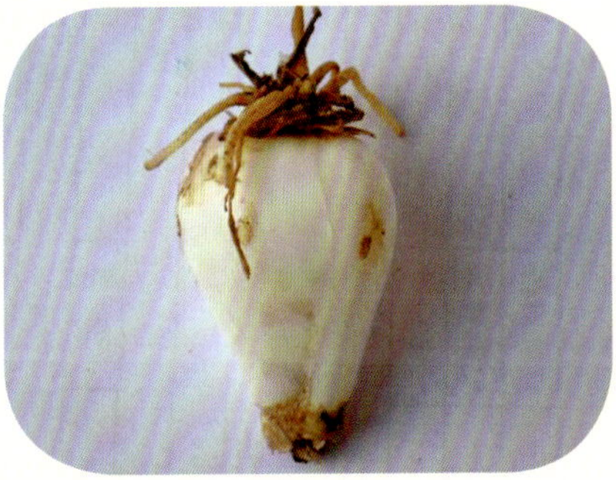

百合鳞茎

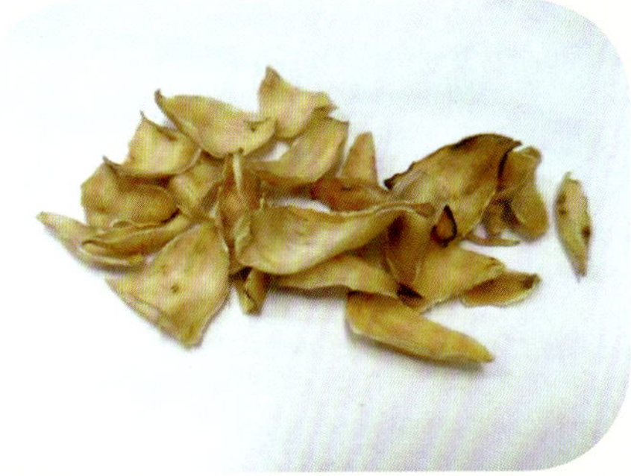

百合饮片

【成分含量】本品按冷浸法测定浸出物不得少于 18.0%。

【等级规格】

百合：本品为百合科植物卷丹、百合或细叶百合的干燥肉质鳞叶。

统货：干货。本品呈长椭圆形，长 2 ～ 5cm，宽 1 ～ 2cm，中部厚 1.3 ～ 4mm。表面类白色、淡棕黄色或微带紫色，有数条纵直平行的白色维管束。顶端稍尖，基部较宽，边缘薄，微波状，略向内弯曲。质硬而脆，断面较平坦，角质样。气微，味微苦。以瓣匀肉厚、质硬、筋少、色白、味微苦者为佳。无杂质、虫蛀、霉变。

【传统炮制】除去杂质，大小分开，略浸，润透，切厚片，干燥。

【药材偏性】甘，寒。归心、肺经。

【功能主治】养阴润肺，清心安神。用于阴虚燥咳，劳嗽咯血，虚烦惊悸，失眠多梦，精神恍惚。

【满医用药】百合是满族萨满早期使用的药物，满族萨满的“百草歌诀”中有“百合补阴把肺养”的记载。百合花根是满族民间喜爱的食物，“药食同源”，满族民间用百合花根加冰糖煮食，作为改善咽喉不适、干咳无痰的饮食调理食品。

用百合花或根茎煮水，加冰糖适量，治疗肺阴虚之燥热咳嗽、痰中带血。用百合花根煮水，治疗热病后期之虚烦惊悸、失眠多梦。用百合花根煮水，治疗便秘、小便不利。用百合花根煮水，治疗痈肿疮疡、天疱湿疮。

【现代研究】百合有明显的镇咳、祛痰、镇静、强壮、抗癌的作用。

板蓝根

【满药基原】本品为十字花科植物菘蓝 *Isatis indigotica* Fort. 的干燥根。

【满文名称】[illegible]

【原 植 物】

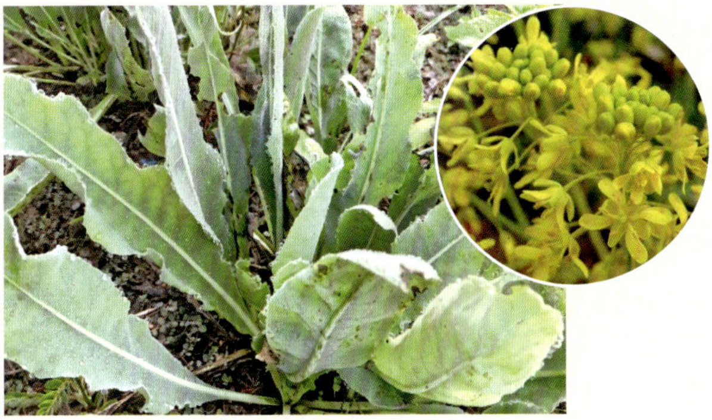

板蓝根原植物

【采收加工】

一、采收

霜降后、地上茎叶枯萎时选晴天进行，采挖时间不宜过迟，以免影响质量和产量。由于板蓝根入土较深，采收时先在畦沟一侧挖深 50 ～ 60cm 的深沟，然后顺沟采挖，以免挖断根部影响质量。

二、产地加工

挖取的板蓝根，在芦头和叶子之间，用刀切开，分别晾晒干燥，拣去黄叶和杂质，摊在芦上晒至七八成干；扎成小捆，晾晒至全干，打包或装麻袋贮藏。

【贮　　藏】置阴凉干燥处，防霉、防虫蛀。

【药材形态】本品呈圆柱形，稍扭曲，长 10 ～ 20cm，直径 0.5 ～ 1cm。表面淡灰黄色或淡棕黄色，有纵皱纹、横长皮孔样突起及支根痕。根头略膨大，可见暗绿色或暗棕色轮状排列的叶柄残基和密集的疣状突起。体实，质略软，断面皮部黄白色，木部黄色。气微，味微甜后苦涩。

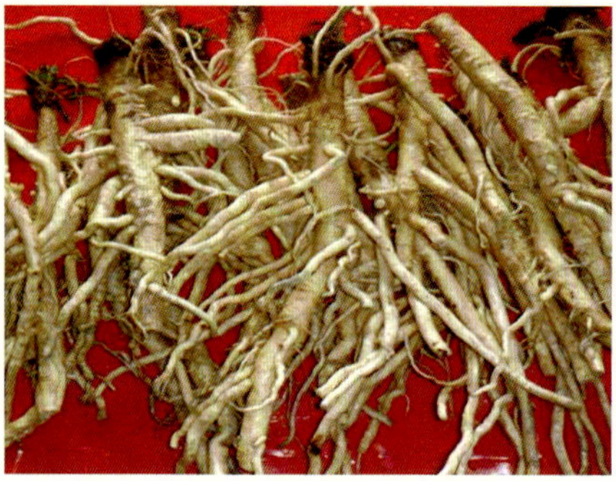

板蓝根药材

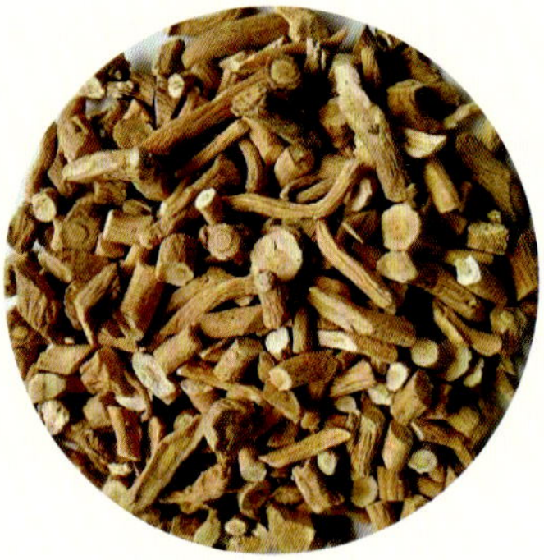

板蓝根饮片

【成分含量】本品按干燥品计算，含（R,S）-告依春（C_5H_7NOS）不得少于0.020%。

【等级规格】

板蓝根：本品为十字花科植物菘蓝的干燥根。

一等：干货。呈圆柱形，头部略大，中间凹陷，边有叶柄痕，偶有分支。质实而脆，表面灰黄色或淡棕色，有纵皱纹，断面皮部黄白色，中心黄色。气微，味微甜后苦涩。长17cm以上，芦下2cm处直径1cm以上。无苗茎、须根、杂质、虫蛀、霉变。

二等：干货。呈圆柱形，头部略大，中间凹陷，边有叶柄痕，偶有分支。质实而脆，表面灰黄色或淡棕色，有纵皱纹，断面皮部黄白色，中心黄色。气微，味微甜后苦涩。芦下直径0.5cm以上。无苗茎、须根、杂质、虫蛀、霉变。

【传统炮制】除去杂质，洗净，润透，切厚片，干燥。

【药材偏性】苦，寒。归心、胃经。

【功能主治】清热解毒，凉血利咽。用于瘟疫时毒，发热咽痛，温毒发斑，痄腮，烂喉丹痧，大头瘟疫，丹毒，痈肿。

北沙参

【满药基原】 本品为伞形科植物珊瑚菜 *Glehnia littoralis* Fr. Schmidt ex Miq. 的干燥根。

【满文名称】

【原 植 物】

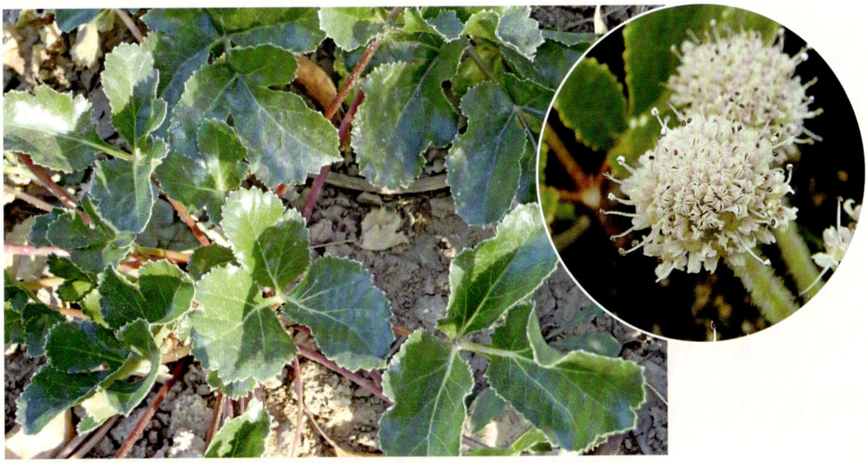

北沙参原植物

【采收加工】

一、采收

一年参于第 2 年“白露”到“秋分”参叶微黄时采收，称“秋参”。二年参于第 3 年“入伏”前后采收，称“春参”。采收应选晴天进行，在参田一端刨 60cm 左右深的沟，稍露根部，然后边挖边拔根，边去茎叶。起挖时要防止折断参根，降低品质。并随时用麻袋或湿土盖好，保持水分，以利剥皮。

二、产地加工

将参根上的泥土洗净，按粗细长短分级，用绳扎成2～2.5kg的小捆，放入开水中煮沸。方法：握住芦头一端，先把参尾放入开水中煮沸几秒钟，再将全捆散开放入锅内煮，不断翻动，煮2～4分钟，以能剥下外皮为度，然后捞出，摊晾，趁湿剥去外皮，晒干或烘干，通称“毛参”。供出口的“净参”，是选一级“毛参”，再放入笼屉内蒸一遍，蒸后趁热把参条搓成圆棍状，搓后用小刀刮去参条上的小疙瘩及不平滑的地方，晒干，用红线捆成小把即成。

【贮　　藏】置通风干燥处，防蛀。

【药材形态】本品呈细长圆柱形，偶有分支，长15～45cm，直径0.4～1.2cm。表面淡黄白色，略粗糙，偶有残存外皮，不去外皮的表面黄棕色。全体有细纵皱纹和纵沟，并有棕黄色点状细根痕；顶端常留有黄棕色的根茎残基；上端稍细，中部略粗，下部渐细。质脆，易折断，断面皮部浅黄白色，木部黄色。气特异，味微甘。

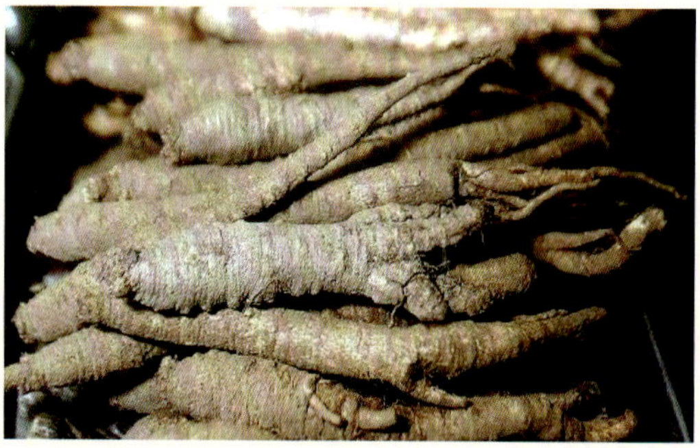

北沙参药材

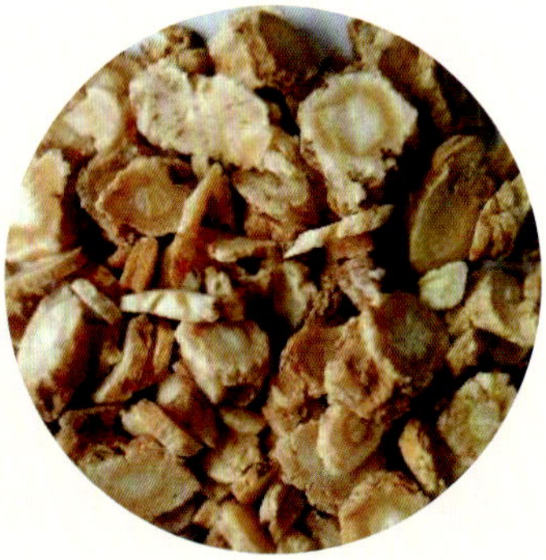

北沙参饮片

【等级规格】

北沙参：本品为伞形科植物珊瑚菜的干燥根。

一等：干货。呈细长条圆柱形，去净栓皮。表面黄白色。质坚而脆。断面皮部淡黄白色，有黄色木质心。微有香气，味微甘。条长34cm以上，上中部直径0.3～0.6cm。无芦头、细尾须、油条、杂质、虫蛀、霉变。

二等：干货。呈细长条圆柱形，去净栓皮。表面黄白色。质坚而脆。断面皮部淡黄白色，有黄色木质心。微有香气，味微甘。条长 23cm 以上，上中部直径 0.3 ～ 0.6cm。无芦头、细尾须、油条、杂质、虫蛀、霉变。

三等：干货。呈细长条圆柱形，去净栓皮。表面黄白色。质坚而脆。断面皮部淡黄白色，有黄色木质心。微有香气，味微甘。条长 22cm 以下，粗细不分，间有破碎。无芦头、细尾须、杂质、虫蛀、霉变。

【传统炮制】

北沙参：除去残茎和杂质，略润，切段，干燥。

【药材偏性】甘、微苦，微寒。归肺、胃经。

【功能主治】养阴清肺，益胃生津。用于肺热燥咳，劳嗽痰血，胃阴不足，热病津伤，咽干口渴。

薄　荷

【满药基原】本品为唇形科植物薄荷 *Mentha haplocalyx* Briq. 的干燥地上部分。

【满文名称】[illegible]

【原 植 物】

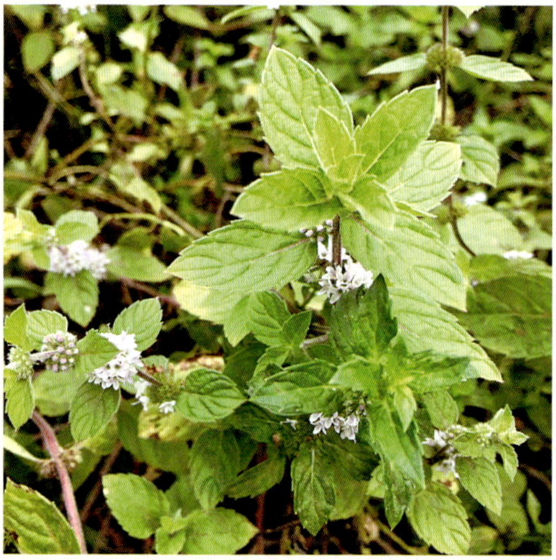

薄荷原植物

【采收加工】

一、采收

薄荷在江苏和浙江地区每年可收割 2 次，华北地区每年收割 1 ～ 2 次。第一次（头刀）在 6 月下旬至 7 月上旬，不得迟于 7 月中旬，否则影响第二次收割量。第二次（二刀）在 10 月上旬开花前进行。薄荷油在花蕾期含量高，薄荷脑在盛花期含量高，因此薄荷的最佳收获期在花蕾期至盛花期。应在晴天的中午 12 时至下午 2 时进行，此时叶中含油、脑量最高。用镰刀贴地将植株割下即可。

二、产地加工

鲜薄荷收割回来后，立即曝晒，切忌堆捂，至七八成干时，扎成小把，再晒至全干即可。切勿雨淋或夜露，防止变质发霉。

【贮　　藏】置阴凉干燥处。

【药材形态】本品呈方柱形，有对生分枝，长 15 ～ 40cm，直径 0.2 ～ 0.4cm。表面紫棕色或淡绿色，棱角处具茸毛，节间长 2 ～ 5cm；质脆，断面白色，髓部中空。叶对生、有短柄；叶片皱缩卷曲，完整者展开后呈宽披针形、长椭圆形或卵形，长 2 ～ 7cm、宽 1 ～ 3cm，上表面深绿色，下表面灰绿色，稀被茸毛，有凹点状腺鳞。轮伞花序腋生，花萼钟状，先端 5 齿裂，花冠淡紫色。搓揉后有特殊清凉香气。味辛凉。

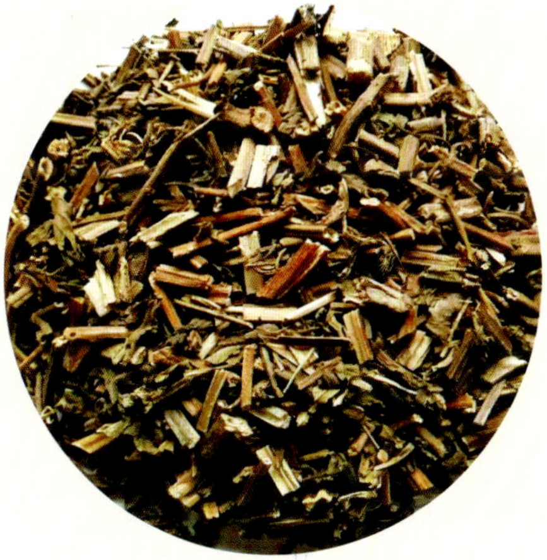

薄荷药材

【检　　查】特殊说明：除其他检查项外，本品要求叶不得少于 30%。

【成分含量】本品含挥发油不得少于 0.80%（mL/g）。

【等级规格】

薄荷：本品为唇形科植物薄荷的干燥地上部分。

茎多呈方柱形，表面呈紫棕色或淡绿色，具纵棱线，棱角处具茸毛（饮片呈不规则的段），断面白色，髓部中空。叶对生、有短柄，叶片皱缩卷曲，展平后呈宽披针形、长椭圆形或卵形，上表面呈深绿色，下表面呈灰绿色，稀被茸毛，有凹点状腺鳞。轮伞花序腋生。揉搓后有特殊清凉香气。味辛凉。

等级	叶占比	
一	40% 以上	叶深绿色，颜色一致
二	35% ～ 40%	叶深绿色，颜色一致
三	30% ～ 35%	叶深绿色，颜色一致

【传统炮制】除去老茎及杂质，略喷清水，稍润，切短段，及时低温干燥。

【药材偏性】辛，凉。归肺、肝经。

【功能主治】疏散风热，清利头目，利咽，透疹，疏肝行气。用于风热感冒风温初起，头痛，目赤，喉痹，口疮，风疹，麻疹，胸胁胀闷。

【满医用药】薄荷是金代使用和有贸易往来的药材。《金史》卷二十六记载："东平府……产天麻、全蝎、阿胶、薄荷、防风、丝、绵、绫、锦、绢。"《金史》卷二十四记载："大兴府……药产滑石、半夏、苍术、代赭石、白龙骨、薄荷、五味子、白牵牛。"鲜薄荷水煎服，治疗外感风热、头痛、发热、咳嗽、咽喉肿痛等症。

薄荷配伍蝉蜕、牛蒡子、柽柳等，水煎服，治疗口疮、牙痛。薄荷配伍荆芥、防风、僵蚕等，水煎服，治疗风热束表、麻疹不透、风疹瘙痒。薄荷配伍香薷、厚朴、金银花等，水煎服，治疗暑湿浊气所致的脘腹胀痛、呕吐泄泻；鲜薄荷叶贴敷患处，治疗蚊虫叮咬、蜂叮肿胀。

【现代研究】薄荷叶对治疗癌症有作用。薄荷水提取物对单纯疱疹病毒、牛痘病毒、森林脑炎病毒和流行性腮腺炎病毒均有抑制作用，但对流感病毒却无效。薄荷脑是由薄荷的叶和茎所提取的白色晶体。薄荷脑组方制剂内服，可治疗感冒、头痛、咽喉炎，外用可治疗头痛、眩晕、瘙痒、蚊虫叮咬、伤风鼻塞、咽喉炎，还可以制成清凉油或作为牙膏、糖果、饮料、香料等的赋香剂。薄荷油是由薄荷的叶和茎提取的精油。薄荷油香气清凉，其作用与薄荷、冰片相似。婴幼儿禁用薄荷脑及薄荷油，并且不能用于眼及黏膜部位，易引起中毒。野薄荷与薄荷的作用相似。

苍 术

【满药基原】本品为菊科植物茅苍术 *Atractylodes lancea*（Thunb.）DC. 或北苍术 *A.chinensis*（DC.）koidz. 的干燥根茎。

【满文名称】

【原 植 物】

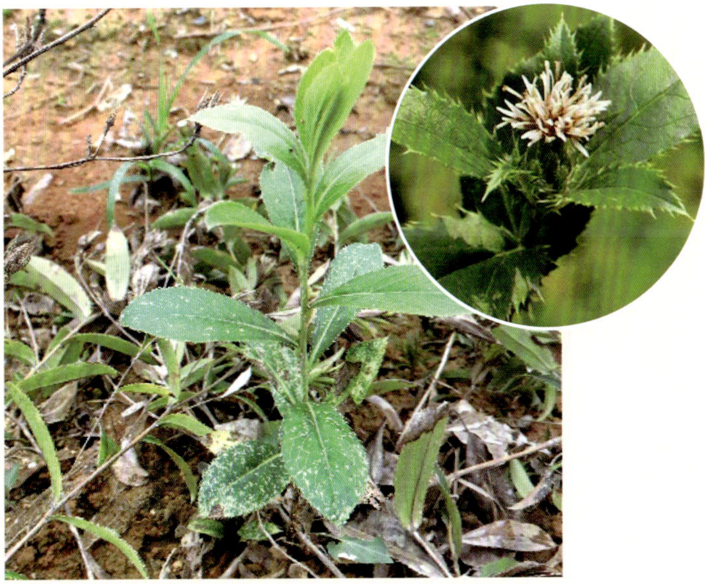

苍术原植物

【采收加工】

一、采收

家种的苍术须生长 2 年后收获。茅苍术多在秋季采挖，北苍术分春秋两季采挖，但以秋后至翌年初春苗未出土前采挖的质量好。野生茅苍术，春、夏、秋季都可进行采挖，以 8 月份采收的质量最好。尽量避免挖断根茎或擦破表皮。

二、产地加工

茅苍术采挖后，除净泥土、残茎，晒干，去掉毛须。北苍术挖出后，去掉泥土，晒至四五成干时装入筐内，撞掉须根，即呈黑褐色；再晒至六七成干，撞第二次，直至大部分老皮撞掉后；晒至全干时再撞第三次，到表皮呈黄褐色为止。

【贮　　藏】置阴凉干燥处。

【药材形态】本品呈疙瘩块状或结节状圆柱形，长 4 ～ 9cm，直径 1 ～ 4cm。表面黑棕色，除去外皮者为黄棕色。质较疏松，断面散有黄棕色油室。香气较淡，味辛、苦。

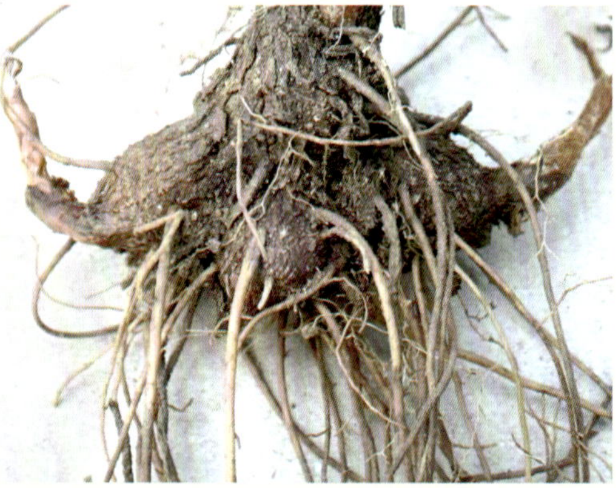

苍术根

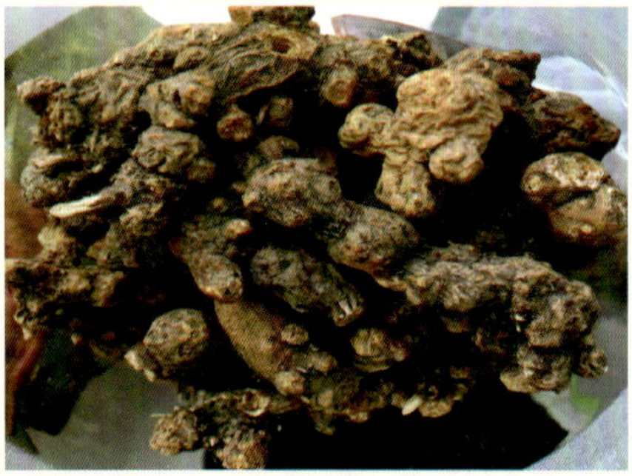

苍术药材

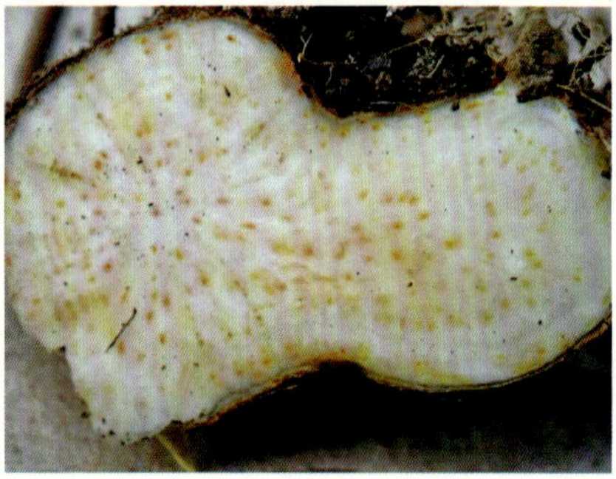

鲜苍术药材断面

【成分含量】本品按干燥品计算，含苍术素（$C_{13}H_{10}O$）不得少于 0.30%。

【等级规格】

北苍术：本品为菊科植物北苍术的干燥根茎。

统货：干货。呈不规则的疙瘩状或结节状。表面黑棕色或黄棕色。质较疏松。断面黄白色或灰白色，散有棕黄色朱砂点。气香，味微甜而辛。中部直径 1cm 以上。无须根、杂质、虫蛀、霉变。

【传统炮制】

苍术：除去杂质，洗净，润透，切厚片，干燥。

麸炒苍术：取苍术片，照麸炒法炒至表面深黄色。

【药材偏性】辛、苦，温。归脾、胃、肝经。

【功能主治】燥湿健脾，祛风散寒，明目。用于湿阻中焦，脘腹胀满，泄泻，水肿，脚气痿躄，风湿痹痛，风寒感冒，夜盲，眼目昏涩。

【满医用药】苍术见于《金史》卷二十四："大兴府……药产滑石、半夏、苍术、代赭石、白龙骨、薄荷、五味子、白牵牛。"苍术是满族萨满早期使用的药物，满族萨满的"百草歌诀"中有"燥湿健脾用苍术，风湿痹痛三五株"的记载。满医用苍术健脾燥湿，祛风湿痹痛。东北民间用燃烧苍术的方法除晦气、避瘟疫。

苍术泡酒饮用，治疗风湿腰腿疼痛。苍术配伍健脾消食药，水煎服，治疗脘腹胀满、食欲不振、泻痢等症。

【现代研究】苍术有促进胃肠运动的作用；苍术煎剂能降低血糖，具有排钠、排钾的作用。

柴　胡

【满药基原】本品为伞形科植物柴胡 *Bupleurum chinense* DC. 或狭叶柴胡 *Bupleurum scorzonerifolium* Willd. 的干燥根。

【满文名称】[illegible]

【原 植 物】

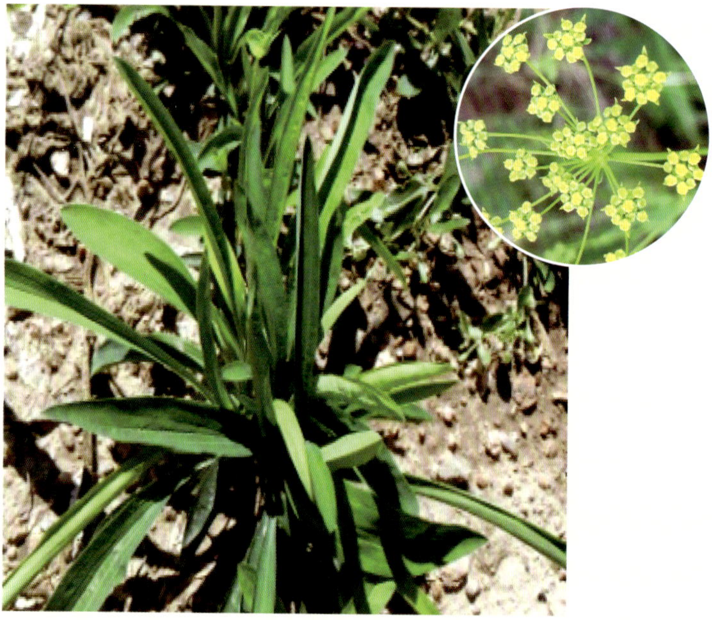

柴胡原植物

【采收加工】

一、采收

播种第二年寒露后，即 10 月上旬采收。选择晴天，采挖前割去地表茎秆，柴胡根较浅，可用拖拉机顺利翻出地面，或者用人工采挖，但不得碰破根皮，以免影响商品品质。

二、产地加工

趁鲜剪掉芦头和毛根，400 ～ 500g 为一捆，捆三道，晾晒干燥。均匀摆至烘干室干燥，温度 50 ～ 60℃，要求受热均匀，温度过低或过高则影响等级。干燥至含水量为 10% 左右为佳。宜切制成 2 ～ 4mm 的小段，切记不要切成小于 1mm 的薄片。

【贮　　藏】置通风干燥处，防蛀。

【药材形态】本品呈圆柱形或长圆锥形，长 6 ～ 15cm，直径 0.3 ～ 0.8cm。根头膨大，顶端残留 3 ～ 15 个茎基或短纤维状叶基，下部分枝。表面黑棕色或浅棕色，具纵皱纹、支根痕及皮孔。质硬而韧，不易折断，断面显纤维性，皮部浅棕色，木部黄白色。气微香，味微苦。

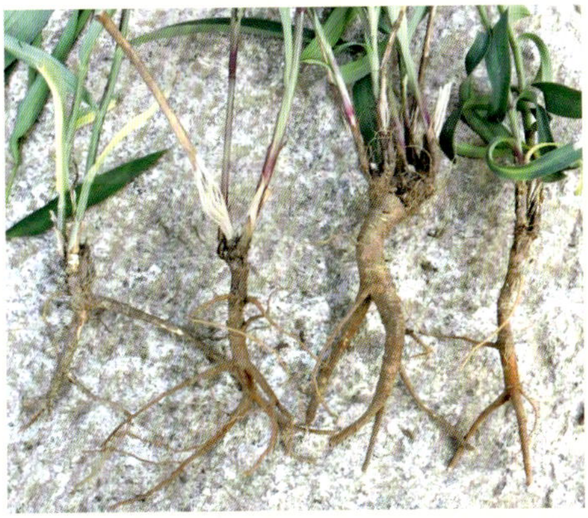

柴胡根

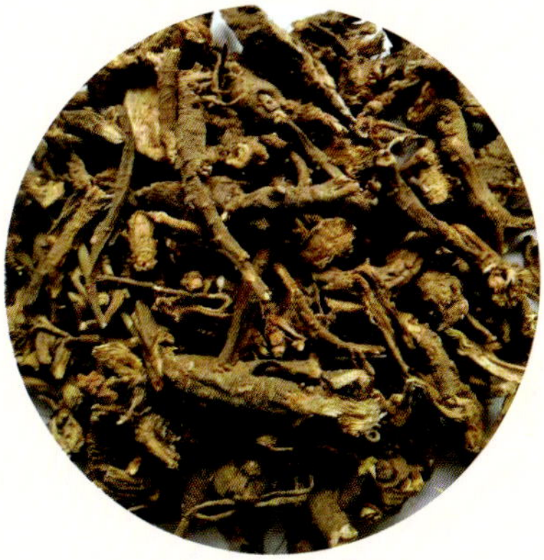

柴胡药材

【成分含量】本品按干燥品计算，含柴胡皂苷 a（$C_{42}H_{68}O_{13}$）和柴胡皂苷 d（$C_{42}H_{68}O_{13}$）的总量不得少于 0.30%。

【等级规格】

北柴胡：本品为伞形科植物柴胡的干燥根。

统货：干货。呈圆锥形，上粗下细，顺直或弯曲，多分枝。头部膨大，呈疙瘩状，残茎不超过 1cm。表面灰褐色或土棕色，有纵皱纹。质硬而韧，断面黄白色，显纤维性。微有香气，味微苦、辛。无须毛、杂质、虫蛀、霉变。

【传统炮制】

北柴胡：除去杂质和残茎，洗净，润透，切厚片，干燥。

醋北柴胡：取北柴胡片，照醋炙法炒干。

南柴胡：除去杂质，洗净，润透，切厚片，干燥。

醋南柴胡：取南柴胡片，照醋炙法炒干。

【药材偏性】辛、苦，微寒。归肝、胆、肺经。

【功能主治】疏散退热，疏肝解郁，升举阳气。用于感冒发热，寒热往来，胸胁胀痛，月经不调，子宫脱垂，脱肛。

【满医用药】柴胡是满族萨满早期使用的药物，满族萨满的“百草歌诀”中说：“清理肝火柴胡用。”柴胡是治疗少阳半表半里证的药物，外感风热、风寒表证，皆可使用。柴胡是一味虚实两证都可使用的药物，不同的配伍可发挥不同的作用。

柴胡配伍防风、生姜、葛根、羌活、黄芩、石膏等药，水煎服，治疗感冒、恶寒发热、头身疼痛。柴胡配伍菊花、薄荷、升麻等药，水煎服，治疗外感发热、头痛、寒热往来、胸胁苦满、口苦咽干、目眩。柴胡配伍香附、川芎、当归、白芍、白术、茯苓等，水煎服，治疗肝郁气滞所致的胸胁或少腹胀痛、情志抑郁、妇女月经失调、痛经等症。柴胡配伍人参、黄芪、升麻，水煎服，治疗脘腹胀满、食少倦怠、久泻脱肛、子宫下垂、肾下垂。柴胡配伍黄芩、常山、草果等药，水煎服，治疗疟疾、往来寒热。

【现代研究】柴胡具有镇静、镇痛、解热、镇咳等中枢抑制作用；有抗肝损伤、利胆、降转氨酶、抑制胃酸分泌、抗溃疡、抑制胰蛋白酶等作用；其煎剂对结核杆菌有抑制作用；还有抗感冒病毒、增强免疫功能、抗肿瘤等作用。

赤　芍

【满药基原】本品为毛茛科植物芍药 *Paeonia lactiflora* Pall. 或川赤芍 *P. veitchii* Lynch. 的干燥根。

【满文名称】

【原 植 物】

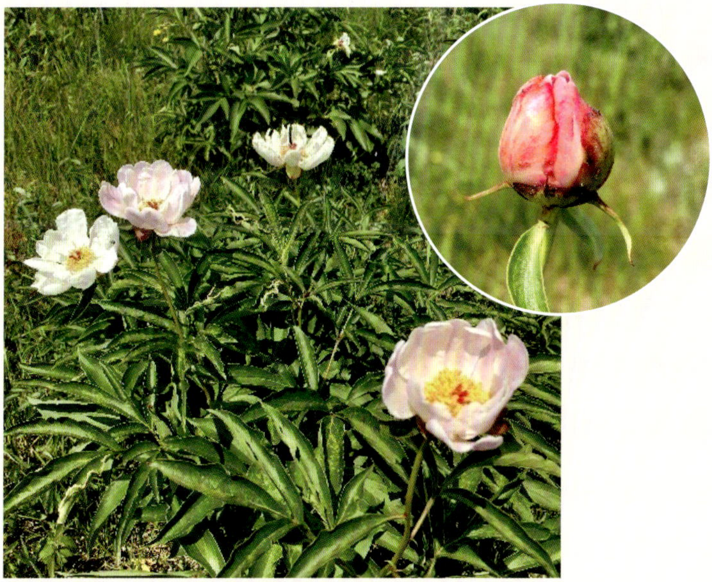

赤芍原植物

【采收加工】

一、采收

种子繁殖的赤芍，5 年后采收；茅头繁殖者，4 年采收。8 ～ 9 月为最佳采收期，此时地下根条肥壮、皮宽、粉足、有效成分积累得最多。选择晴天开挖，先割去地上部分，小心挖取全根，抖去泥土，切下芍药根加工。留下茅头作种用。

二、加工

除去地上部分及泥土，洗净摊开晾晒至半干，再捆成小捆，晒至足干。按粗细长短分开，捆成把即可。赤芍可以趁鲜切片，片形以圆片为宜，适当加厚，一般以 2 ～ 4mm 为宜，防止晾晒后开裂。

【贮　　藏】置阴凉干燥处。

【药材形态】本品呈圆柱形，稍弯曲，长 5 ～ 40cm，直径 0.5 ～ 3cm。表面暗棕色或紫褐色，粗糙，有纵沟和皱纹，并有须根痕和横长的皮孔样突起，有的外皮易脱落。质硬而脆，易折断，断面粉白色或粉红色，皮部窄，木部放射状纹理明显，有的有裂隙。气微香，味微苦、酸涩。

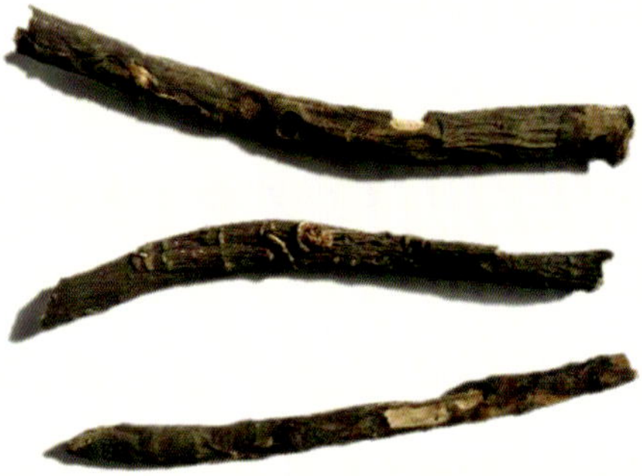

赤芍药材

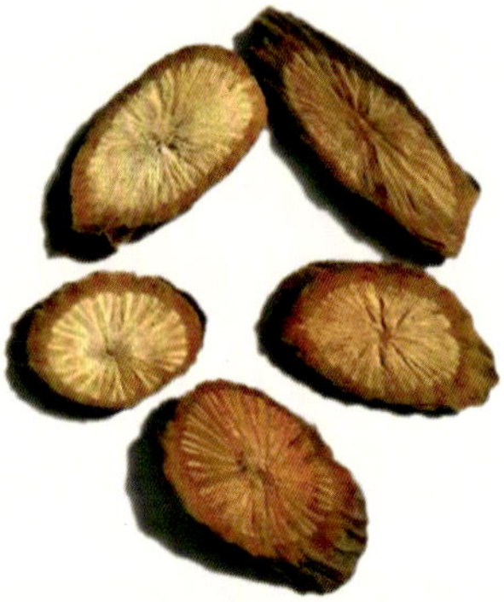

赤芍饮片

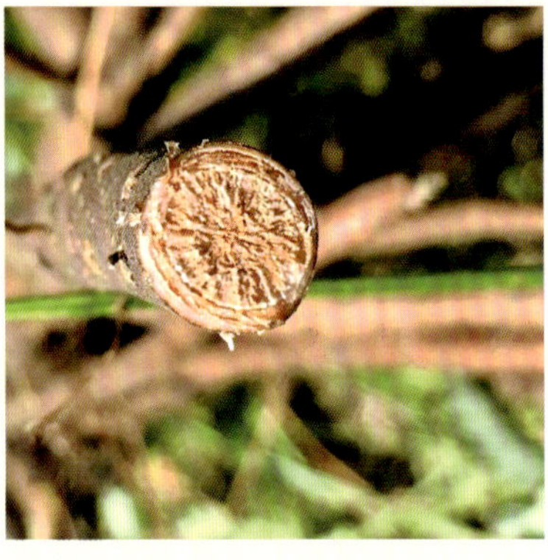

赤芍鲜药材横断面

【成分含量】本品含芍药苷（$C_{23}H_{28}O_{11}$）不得少于1.8%。

【等级规格】

赤芍：本品为毛茛科植物芍药的干燥根。

一等：干货。呈圆柱形，稍弯曲，外皮有纵沟或皱纹，皮较粗糙。表面暗棕色或紫褐色。体轻质脆。断面粉白色或粉红色，中间有放射状纹理，粉性足。气特异，味微苦酸。长16cm以上，两端粗细较匀。中部直径1.2cm以上。无疙瘩头、空心、须根、杂质、霉变。

二等：干货。呈圆柱形，稍弯曲，外皮有纵沟或皱纹，皮较粗糙。表面暗棕色或紫褐色。体轻质脆。断面粉白色或粉红色，中间有放射状纹理，粉性足。气特异，味微苦酸。长15.9cm以下，两端粗细较匀。中部直径0.5cm以上。无疙瘩头、空心、须根、杂质、霉变。

备注：赤芍规格系以内蒙古、河北、黑龙江产品制定的。

【传统炮制】除去杂质，分开大小，洗净，润透，切厚片，干燥。

【药材偏性】苦，微寒。归肝经。

【功能主治】清热凉血，散瘀止痛。用于热入营血，温毒发斑，吐血衄血，目赤肿痛，肝郁胁痛，经闭痛经，癥瘕腹痛，跌打损伤，痈肿疮疡。

【满医用药】用芍药根煮水治疗腹泻腹痛。用芍药配伍牡丹皮、生地黄、白茅根，水煎服，治疗血热引起的咯血、吐血、便血、妇女经血过多。芍药配伍当归、川芎、延胡索、柴胡、牡丹皮、桃仁、红花，水煎服，治疗肝郁胁痛、经闭痛经、癥瘕腹痛、跌打损伤。芍药配伍金银花、天花粉、连翘、栀子、玄参，水煎服，治疗目赤肿痛、痈肿疮疡。

【现代研究】芍药能扩张冠状动脉，增加冠脉血流量；有抑制血小板聚集作用；有镇静、抗炎止痛、抗惊厥、解痉作用；对多种病原微生物有较强的抑制作用。

大青叶

【满药基原】本品为十字花科植物菘蓝 *Isatis indigotica* Fort. 的干燥叶。

【满文名称】[illegible]

【原 植 物】

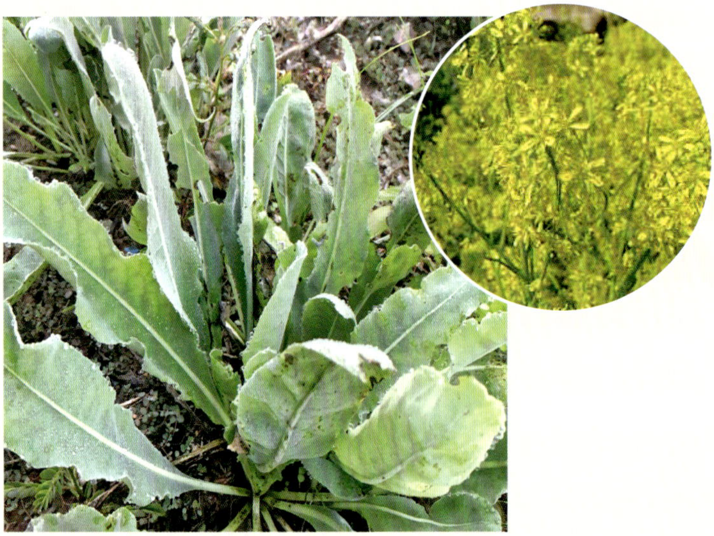

大青叶原植物

【采收加工】

一、采收

一般一年可采收 3 次，多在生长旺盛季节采收。第一次在 6 月底采收胎叶（脚叶）。注意：只能摘去植株的茎部叶片（胎叶），以免影响植株的正常发育。第二次在 8 月下旬摘叶，可摘去大部分叶片，但需注意不要摘去顶叶、顶芽以利植株重新发叶。第三次应在寒露前后采收（可根据气候决定），采收时可齐地连茎秆一起割回，提高产量。

二、产地加工

将摘下的叶子晒干或烘干即可。

【贮　　藏】置通风干燥处，防霉。

【药材形态】本品多皱缩卷曲，有的破碎。完整叶片展平后呈长椭圆状至长圆状倒披针状，长 5 ～ 20cm，宽 2 ～ 6cm。上表面暗灰绿色，有的可见色较深稍突起的小点；先端钝，全缘微波状，基部狭窄下延至叶柄呈翼状；叶柄长 4 ～ 10cm，淡棕黄色。质脆。气微，味微酸、苦、涩。

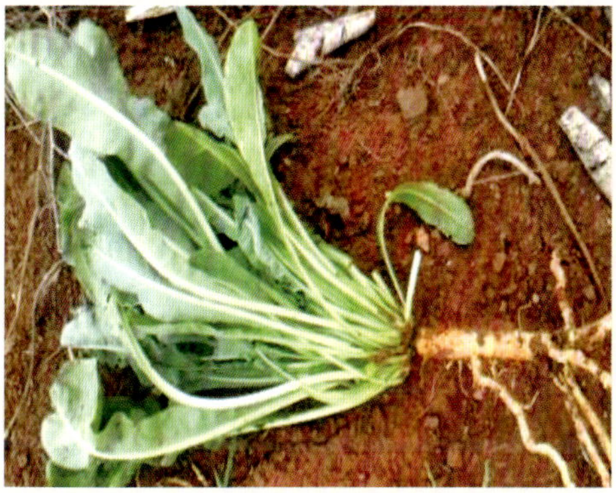

大青叶鲜叶

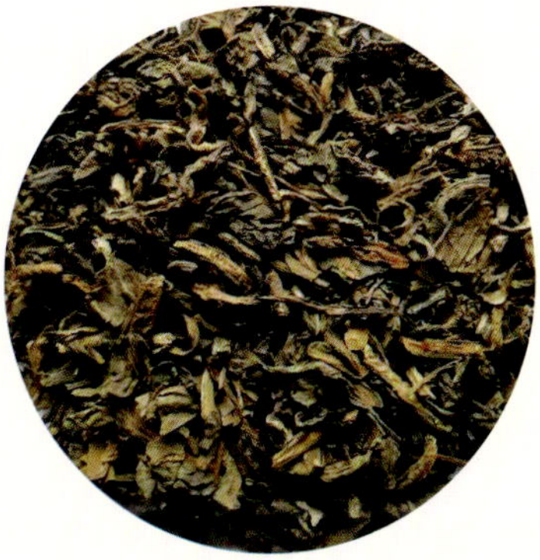

大青叶饮片

【成分含量】本品含靛玉红（$C_{16}H_{10}N_2O_2$）不得少于 0.020%。

【等级规格】

大青叶：本品为十字花科植物菘蓝的干燥叶。

规格：统货。叶片多皱缩状，呈暗灰绿色至棕黄色。质脆，易破碎。以叶完整、叶片灰绿色为佳。无杂质、虫蛀、霉变。

【传统炮制】

大青叶：拣去杂质及枯叶，洗净，稍润，切段，晒干。

【药材偏性】苦，寒。归心、胃经。

【功能主治】清热解毒，凉血消斑。用于温病高热，神昏，发斑发疹，痄腮，喉痹，丹毒，痈肿。

丹　参

【满药基原】 本品为唇形科植物丹参 *Salvia miltiorrhiza* Bge. 的干燥根及根茎。

【满文名称】 [illegible]

【原 植 物】

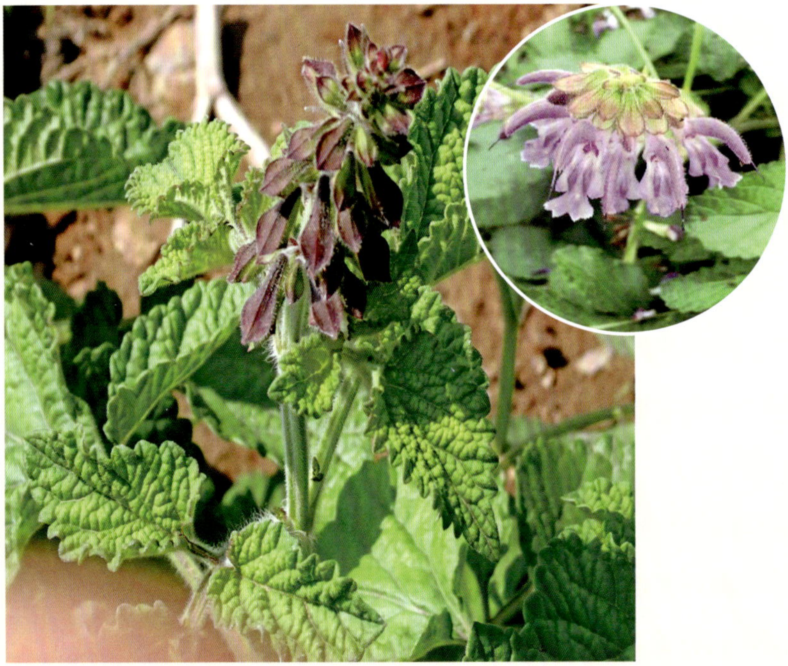

丹参原植物

【采收加工】

一、采收

年底茎叶经霜枯萎至翌年早春返青前，是最适宜的采收期。一般丹参于栽种第 2 年的 11 ～ 12 月上旬收获。若过早收获，则根不充实，水分多，折干率低；若过迟收获，则植株重新萌芽、返青，消耗养分，质量差。采挖要选择晴天进行，整个根部挖起后，抖去泥土，放在地里露晒，待根部失去部分水分发软后，再除去根上附着的泥土，运回加工。忌水洗雨淋。

二、产地加工

从芦头剪下根条，然后将根摊开曝晒，晒至五成干变软时，用手捏顺成束，堆放 2 ～ 3 天，在摊开晾或晒到顶端老根透心时，用火燎去根条上的须根。趁热整齐地放入篓子内，轻轻摇动，即可除去须根及附着的泥灰。

【贮　　藏】置干燥处。

【药材形态】本品根茎短粗，顶端有时残留茎基。根数条，长圆柱形，略弯曲，有的分枝并具须状细根，长 10 ～ 20cm，直径 0.3 ～ 1cm。表面棕红色或暗棕红色，粗糙，具纵皱纹。老根外皮疏松，多显紫棕色，常呈鳞片状剥落。质硬而脆，断面疏松，有裂隙或略平整而致密。皮部棕红色，木部灰黄色或紫褐色。导管束黄白色，呈放射状排列。气微，味微苦涩。

栽培品较粗壮，直径 0.5 ～ 1.5cm。表面红棕色，具纵皱纹，外皮紧贴不易剥落。质坚实，断面较平整，略呈角质样。

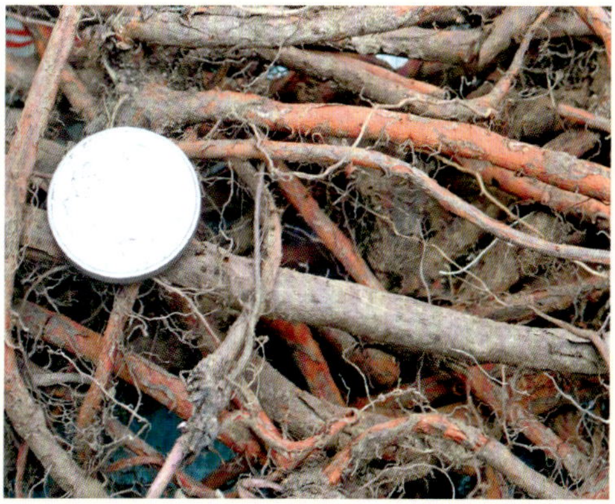

丹参根

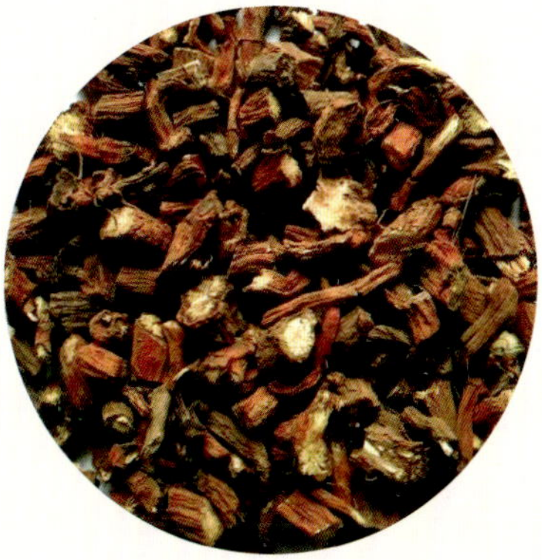

丹参饮片

【成分含量】本品含丹参酮 II_A（$C_{19}H_{18}O_3$）、隐丹参酮（$C_{19}H_{20}O_3$）和丹参酮 I（$C_{19}H_{12}O_3$）的总量不得少于 0.25%，含丹酚酸 B（$C_{36}H_{30}O_{16}$）不得少于 3.0%。

【等级规格】

丹参：本品为唇形科植物丹参的干燥根和根茎。

1. 丹参（野生）规格标准

统货：干货。呈圆柱形，条短粗，有分枝，多扭曲。表面为红棕色或深浅不一的红黄色，皮粗糙，多呈鳞片状，易剥落。体轻而脆。断面红黄色或棕色，疏松有裂隙，显筋脉白点。气微，味甘、微苦。无芦头、毛须、杂质、霉变。

2. 川丹参（家种）规格标准

一等：干货。呈圆柱形或长条形，偶有分枝。表面紫红色或黄棕色，有纵皱纹。质坚实，皮细而肥壮。断面灰白色或黄棕色，无纤维。气弱，味甜、微苦。多为整枝，头尾齐全，主根上中部直径在 1cm 以上。无芦茎、碎节、须根、杂质、虫蛀、霉变。

二等：干货。呈圆柱形或长条形，偶有分枝。表面紫红色或黄红色，有纵皱纹。质坚实，皮细而肥壮。断面灰白色或黄棕色，无纤维。气弱，味甜、微苦。主根上中部直径在 1cm 以下，但不得低于 0.4cm。有单枝及撞断的碎节。无芦茎、须根、杂质、虫蛀、霉变。

备注：丹参野生者可按统货收购。近年野生变家种的增多，应参照家种川丹参的标准执行。

【传统炮制】

丹参：除去杂质和残茎，洗净，润透，切厚片，干燥。

酒丹参：取丹参片，照酒炙法炒干。

【药材偏性】苦，微寒。归心、肝经。

【功能主治】活血祛瘀，通经止痛，清心除烦，凉血消痈。用于胸痹心痛，脘腹胁痛，癥瘕积聚，热痹疼痛，心烦不眠，月经不调，痛经经闭，疮疡肿痛。

当　归

【满药基原】本品为伞形科植物当归 *Angelica sinensis*（Oliv.）Diels 的干燥根。

【满文名称】[illegible]

【原 植 物】

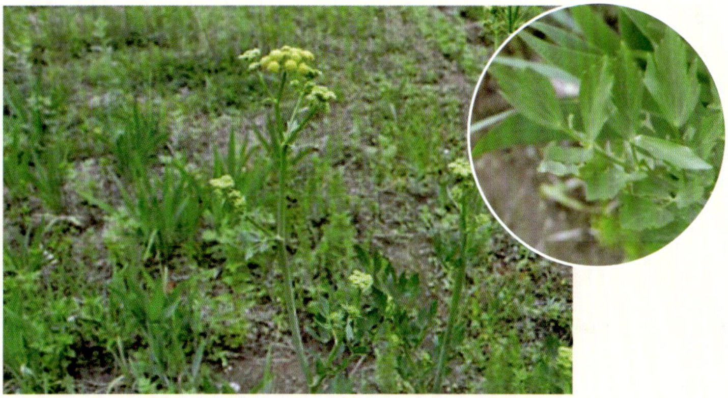

当归原植物

【采收加工】

一、采收

育苗移栽后当年或直播繁殖后的第二年 10 月中下旬采收。甘肃在秋末采挖，云南在立冬前后采挖。采挖时，先将地上部分茎叶割去，让太阳曝晒 3 ～ 5 天，既便于采挖，又有利于物质的积累和转化，使根部更加饱满充实。

二、产地加工

在干燥通风处摊开，晾晒至水分稍蒸发、根变软时捆成小把，置于棚顶上，先以湿木、湿蚕豆秆或湿草作燃料，用其猛火的烟雾烘上色，切忌明火。2 ～ 10 天后，待表皮呈现金黄色或淡褐色时，再以文火熏干，需翻棚以使色泽均匀，全部干度达 70% ～ 80% 时，即可停火，待其自干后下棚。不宜阴干或太阳晒，否则品质低。

【贮　　藏】置阴凉干燥处，防潮，防蛀。

【药材形态】本品略呈圆柱形，下部有枝根 3 ～ 5 条或更多，长 15 ～ 25cm。表面浅棕色或棕褐色，具纵皱纹和横长皮孔样突起。根头（归头）直径 1.5 ～ 4cm，具环纹，上端圆钝，或具数个明显突起的根茎痕，有紫色或黄绿色的茎和叶鞘的残基；主根（归身）表面凹凸不平；支根（归尾）直径 0.3 ～ 1cm，上粗下细，多扭曲，有少数须根痕。质柔韧，断面黄白色或淡黄棕色。皮部厚，有裂隙和多数棕色点状分泌腔，木部色较淡，形成层环黄棕色。有浓郁的香气，味甘、辛、微苦。柴性大、干枯无油或断面呈绿褐色者不可供药用。

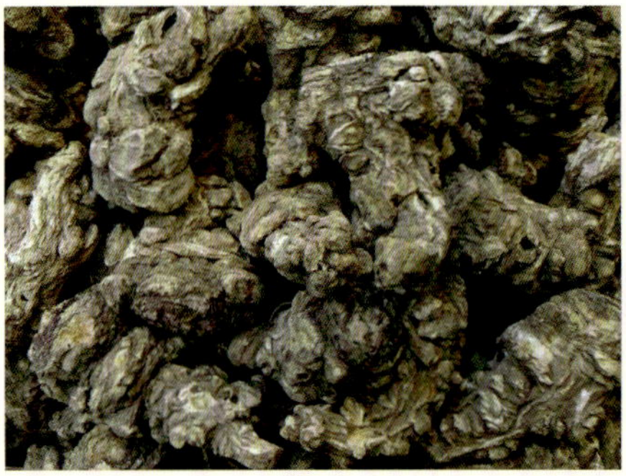

当归药材

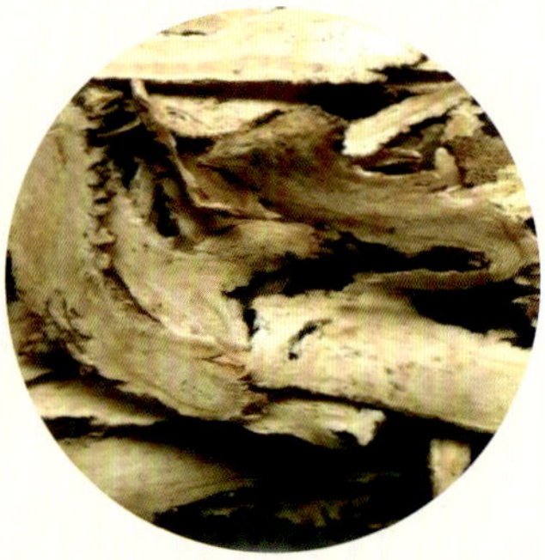

当归饮片

【成分含量】本品含挥发油不得少于 0.4%（mL/g），含阿魏酸（$C_{10}H_{10}O_4$）不得少于 0.050%。

【等级规格】

当归：本品为伞形科植物当归的干燥根。

当归商品药材以质地油润、茬口粉白、主根粗壮、归腿肥大者为佳。柴性大、干枯无油或断面呈绿褐色者不可供药用。

1. 全当归规格标准

特等：干货。上部主根圆柱形（说明：与《中国药典》规定不符），下部有多条支根，根梢不细于 0.2cm。表面浅棕色或棕褐色。断面黄白色或淡黄色，具油性。气芳香，味甘、辛、微苦。每千克 20 支以内。无须根、杂质、虫蛀、霉变。

一等：干货。上部主根圆柱形，下部有多条支根，根梢不细于 0.2cm。表面浅棕色或棕褐色。断面黄白色或淡黄色，具油性。气芳香，味甘、辛、微苦。每千克 40 支以内。无须根、杂质、虫蛀、霉变。

二等：干货。上部主根圆柱形，下部有多条支根，根梢不细于 0.2cm。表面浅棕色或棕褐色。断面黄白色或淡黄色，具油性。气芳香，味甘、辛、微苦。每千克 70 支以内。无须根、杂质、虫蛀、霉变。

三等：干货。上部主根圆柱形，下部有多条支根，根梢不细于 0.2cm。表面浅棕色或棕褐色。断面黄白色或淡黄色，具油性。气芳香，味甘、辛、微苦。每千克 110 支以内。无须根、杂质、虫蛀、霉变。

四等：干货。上部主根圆柱形，下部有多条支根，根梢不细于 0.2cm。表面浅棕色或棕褐色。断面黄白色或淡黄色，具油性。气芳香，味甘、辛、微苦。每千克 110 支以上。无须根、杂质、虫蛀、霉变。

五等（常行归）：干货。凡不符合以上分等的小货，全归占 30%，腿渣占 70%，具油性者。无须根、杂质、虫蛀、霉变。

2. 归头规格标准

特等：干货。纯主根，呈长圆形或拳状，表面棕黄色或黄褐色。断面黄白色或淡黄色，具油性。气芳香，味甘、微苦。每千克 20 支以内。无油个、枯干、杂质、虫蛀、霉变。

一等：干货。纯主根，呈长圆形或拳状，表面棕黄色或黄褐色。断面黄白色或淡黄色，具油性。气芳香，味甘、微苦。每千克 40 支以内。无油个、枯干、杂质、虫蛀、霉变。

二等：干货。纯主根，呈长圆形或拳状，表面棕黄色或黄褐色。断面黄白色或淡黄色，具油性。气芳香，味甘、微苦。每千克 80 支以内。无油个、枯干、杂质、虫蛀、霉变。

备注：全归特等、一等至四等内，包装、运输的自然压断腿不超过 16%。全归及归头不得使用硫黄熏蒸。

【传统炮制】

当归：除去杂质，洗净，润透，切薄片，晒干或低温干燥。

酒当归：取净当归片，照酒炙法炒干。

【药材偏性】甘，平。归脾、肺经。

【功能主治】健脾益肺，养血生津。用于脾肺气虚，食少倦怠，咳嗽虚喘，气血不足，面色痿黄，心悸气短，津伤口渴，内热消渴。

【满医用药】将当归片用黄酒喷洒均匀，闷至湿润。用于治疗经闭痛经、风湿性关节疼痛、跌打损伤。用鲜当归捣烂外敷患处，治疗疔毒疮疡、毒虫咬伤。

【现代研究】当归对中枢神经系统有抑制作用；还有保肝、抗肿瘤、抗辐射、镇痛、抗炎、平喘的功效。

党　参

【满药基原】本品为桔梗科植物党参 *Codonopsis pilosula*（Franch.）Nannf.、素花党参 *C. pilosula Nannf. var. modesta*（Nannf.）L. T. Shen 或川党参 *C. tangshen* Oliv. 的干燥根。

【满文名称】[illegible]

【原 植 物】

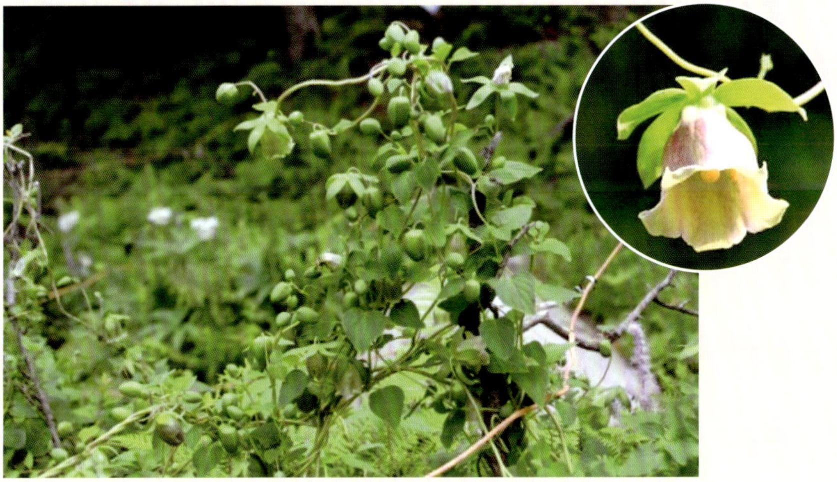

党参原植物

【采收加工】

一、采收

以种植后 3 ～ 4 年采收为好。山西及全国各地引种栽培者，多采用育苗 1 年移栽第二年采收的方法，即从播种到收获仅需 2 年的时间。秋季地上部分完全枯死后采收的药材粉性充足、折干率高、质量好。采收时要选择晴天。采收时先除去支架、割掉参蔓，再在畦的一边用镢头开深约 30cm 的沟，小心刨挖出参根。较大的根条运回加工；细小的参根可作移栽材料，集中栽培于大田里让其再长 1 ～ 2 年。

二、产地加工

将挖出的党参剪去藤蔓，抖去泥土，用水洗净，按大小粗细分为老、大、中条，分别晾晒至三四成干后，在沸水中略烫，再晒或烘（烘干只能用微火，温度以 60℃左右为宜）至表皮略起润发软时（绕指而不断），将党参一把一把地顺握放木板上，用手搓揉。如参梢太干可先放水中浸一下再搓，搓后再晒，反复 3 ～ 4 次，直至晒干。搓揉的目的是使根条顺直，干燥均匀。

注意：搓的次数不宜过多，用力也不宜过大，否则会变成油条，影响质量。每次搓过，应置室外摊晒，以防霉变，晒至八九成干后即可收藏。

【贮　　藏】置通风干燥处，防蛀。

【药材形态】本品呈长圆柱形，稍弯曲，长 10 ～ 35cm，直径 0.4 ～ 2cm。表面灰黄色、黄棕色至灰棕色，根头部有多数疣状突起的茎痕及芽，每个茎痕的顶端呈凹下的圆点状。根头下有致密的环状横纹，向下渐稀疏，有的达全长的一半，栽培品环状横纹少或无。全体有纵皱纹和散在的横长皮孔样突起，支根断落处常有黑褐色的胶状物。质稍柔软，或稍硬，或略带韧性。断面稍平坦，有裂隙或放射状纹理。皮部淡棕黄色至黄棕色，木部淡黄色至黄色。有特殊香气，味微甘。

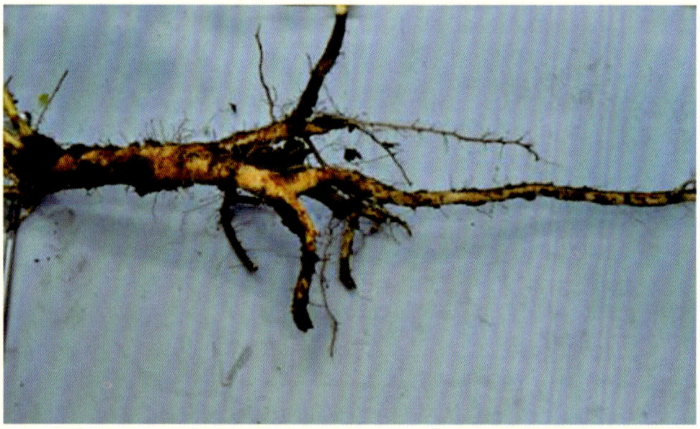

党参根

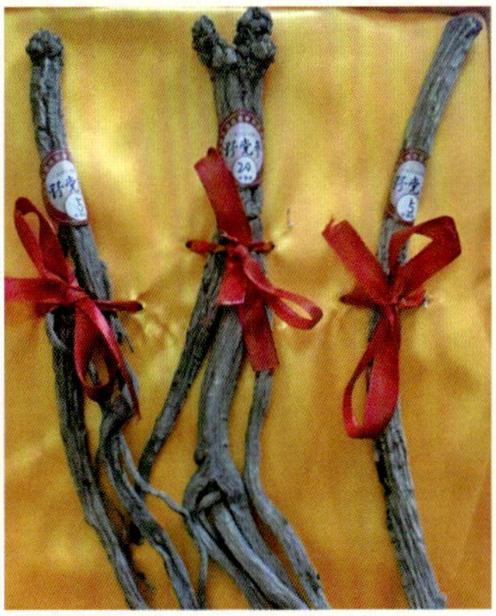

野生党参药材

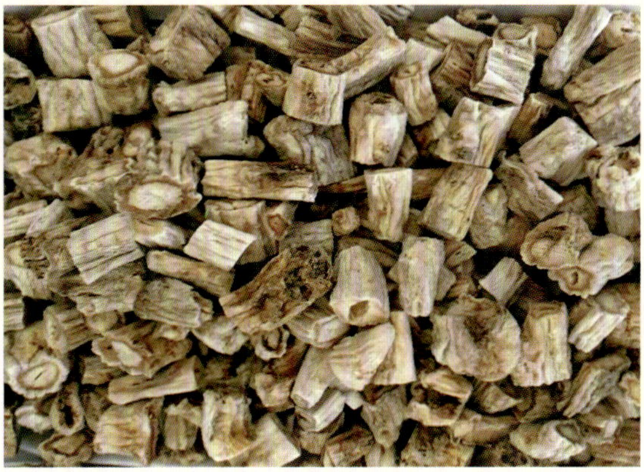

党参饮片

【**成分含量**】本品用45%乙醇作溶剂，浸出物不得少于55.0%。

【**等级规格**】

党参：本品为桔梗科植物党参、素花党参或川党参的干燥根。

1. 白条党 来源于桔梗科植物党参的干燥根。

一等：干货。呈圆锥形，头大尾小，少有分枝。“狮子盘头”明显，根头茎痕较少或无，条较长。上端有横纹或无横纹，下端有纵皱纹，表面米黄色或黄白色，皮孔散在，不明显；断面木质部浅黄色，韧皮部灰白色，形成层明显，有裂隙或放射状纹理。有糖质，味甜。芦下直径0.8cm以上。无油条、杂质、虫蛀、霉变。

二等：干货。呈圆锥形，头大尾小，少有分枝。“狮子盘头”明显，根头茎痕较少或无，条较长。上端有横纹或无，下端有纵皱纹，表面米黄色或黄白色，皮孔散在，不明显；断面木质部浅黄色，韧皮部灰白色，形成层明显，有裂隙或放射状纹理。有糖质，味甜。芦下直径多在0.6～0.8cm。无油条、杂质、虫蛀、霉变。

三等：干货。呈圆锥形，头大尾小，少有分枝。“狮子盘头”明显，根头茎痕较少或无，条较长。上端有横纹或无，下端有纵皱纹，表面米黄色或黄白色，皮孔散在，不明显；断面木质部浅黄色，韧皮部灰白色，形成层明显，有裂隙或放射状纹理。有糖质，味甜。芦下直径多在0.6cm以下，油条不超过10%。无杂质、虫蛀、霉变。

2. 潞党 来源于桔梗科植物党参的干燥根。

一等：干货。呈圆柱形，有分枝。“狮子盘头”较小，根头茎痕较少，上端稀有横纹或无，下端有不规则浅纵皱纹，表面灰黄色或黄棕色，皮孔散在、不明显；体结而柔，断面木质部浅黄色，韧皮部灰白色，形成层明显，稀有裂隙或无，有放射状纹理。有糖质，味甜。芦下直径0.9cm以上。无油条、杂质、虫蛀、霉变。

二等：干货。呈圆柱形，有分枝。“狮子盘头”较小，根头茎痕较少，上端稀有横纹或无，下端有不规则浅纵皱纹，表面灰黄色或黄棕色，皮孔散在、不明显；体结而柔，断面木质部浅黄色，韧皮部灰白色，形成层明显，稀有裂隙或无，有放射状纹理。有糖质，味甜。芦下直径0.6～0.9cm。无油条、杂质、虫蛀、霉变。

三等：干货。呈圆柱形，有分枝。“狮子盘头”较小，根头茎痕较少，上端稀有横纹或无，下端有不规则浅纵皱纹，表面灰黄色或黄棕色，皮孔散在、不明显；体结而柔，断面木质部浅黄色，韧皮部灰白色，形成层明显，稀有裂隙或无，有放射状纹理。有糖质，味甜。芦下直径0.6cm以下，油条不超过10%。无杂质、虫蛀、霉变。

3. 西党（纹党） 来源于桔梗科植物素花党参的干燥根。

一等：干货。呈圆锥形，头大尾小，少有分枝。“狮子盘头”较大，根头无茎痕，条较长。上端有密集横纹，长达全参1/3处，下端有不规则的纵皱纹。表面米黄色，皮孔散在、不明显。质地稍硬或略带韧性。断面木质部浅黄色，韧皮部灰白色，形成层明显，断面有裂隙，有放射状纹理。有糖质，味甜。芦下直径1.3cm以上。无油条、杂质、虫蛀、霉变。

二等：干货。呈圆锥形，头大尾小，少有分枝。“狮子盘头”较大，根头无茎痕，条较长。上端有密集横纹，长达全参1/3处，下端有不规则的纵皱纹。表面米黄色，皮孔散在、不明显。质地稍硬或略带韧性。断面木质部浅黄色，韧皮部灰白色，形成层明显，断面有裂隙，有放射状纹理。有糖质，味甜。芦下直径1.0～1.3cm。无油条、杂质、虫蛀、霉变。

三等：干货。呈圆锥形，头大尾小，少有分枝。“狮子盘头”较大，根头无茎痕，条较长。上端有密集横纹，长达全参1/3处，下端有不规则的纵皱纹。表面米黄色，皮孔散在，不明显。质地稍硬或略带韧性。断面木质部浅黄色，韧皮部灰白色，形成层明显，断面有裂隙，有放射状纹理。有糖质，味甜。芦下直径0.6～1.0cm，油条不超过15%。无杂质、虫蛀、霉变。

4. 条党（板党） 来源于桔梗科植物川党参的干燥根。

一等：干货。呈圆锥形，有分枝。“狮子盘头”较小，根头茎痕不明显，上端稀有横纹或无，下端有不规则浅纵皱纹，表面灰黄色或黄棕色，皮孔散在，疣状突起明显。质地结实。断面木质部浅黄色，韧皮部灰白色，形成层明显，稀有裂隙或无，有放射状纹理。有糖质，味甜。芦下直径1.0cm以上。无油条、杂质、虫蛀、霉变。

二等：干货。呈圆锥形，有分枝。“狮子盘头”较小，根头茎痕不明显，上端稀有横纹或无，下端有不规则浅纵皱纹，表面灰黄色或黄棕色，皮孔散在，疣状突起明显。质地结实。断面木质部浅黄色，韧皮部灰白色，形成层明显，稀有裂隙或无，有放射状纹理。有糖质，味甜。芦下直径0.7～1.0cm。无油条、杂质、虫蛀、霉变。

三等：干货。呈圆锥形，有分枝。“狮子盘头”较小，根头茎痕不明显，上端稀有横纹或无，下端有不规则浅纵皱纹，表面灰黄色或黄棕色，皮孔散在，疣状突起明显。质地结实。断面木质部浅黄色，韧皮部灰白色，形成层明显，稀有裂隙或无，有放射状纹理。有糖质，味甜。芦下直径0.7cm以下，油条不超过10%。无杂质、虫蛀、霉变。

备注：党参产区多，质量差别较大，现分为4个规格，在《七十六种药材商品规格标准》基础上增加“白条党”，剔除白党，因白党为非法定品种。东党商品药材没有规模，也没有收载。各地产品，符合某种质量，即按该品种标准分等。

西党：即甘肃、陕西及四川西北部所产。过去称纹党、晶党。原植物为素花党参 *Codonopsis pilosula* Nannf. var. *modesta*（Nannf.）L. T. Shen。

东党：即东北三省所产者。其原植物为党参 *Codonopsis pilosula*（Franch）Nannf.。

潞党：即山西产及各地所引种者。其原植物为党参 *Codonopsis pilosula*

(Franch) Nannf.。

白条党：即甘肃引种者。其原植物为党参 *Codonopsis pilosula* (Franch) Nannf.。

条党：即四川、湖北、陕西三省接壤地带所产，原名单枝党、八仙党。形多条状，故名条党，其原植物为川党参 *Codonopsis*. Tangshen Oliv.。

【传统炮制】

党参片：除去杂质，洗净，润透，切厚片，干燥。

米炒党参：取党参片，照炒法用米拌炒至表面深黄色，取出，筛去米，放凉。每 100kg 党参片，用米 20kg。

【药材偏性】甘，平。归脾、肺经。

【功能主治】健脾益肺，养血生津。用于脾肺气虚，食少倦怠，咳嗽虚喘，气血不足，面色痿黄，心悸气短，津伤口渴，内热消渴。

地　黄

【满药基原】 本品为玄参科植物地黄 *Rehmannia glutinosa* Libosch. 的新鲜或干燥块根。

【满文名称】

【原 植 物】

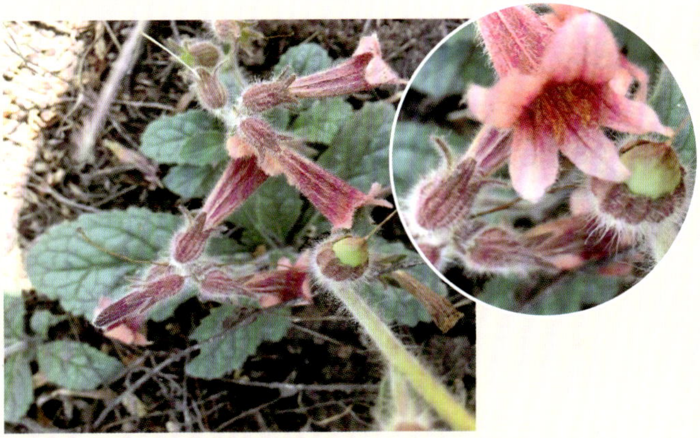

地黄原植物

【采收加工】

一、采收

种植当年，寒露至立冬时，地上茎叶枯黄且带斑点时采挖。先割去茎叶，在畦的一端开深 35 ～ 40cm 的沟，小心采挖。

二、产地加工

去除茎叶、须根、泥土，忌水洗，大小分开，置火炕上，先用微火烘烤 3 天，待大部分地黄发汗后可加大火。第 1 ～ 3 天，每天翻 1 次，以后每天翻 2 ～ 3 次，一直到地黄发软，内部没有硬核、颜色变黑、外皮变硬时取出，即为生地。将生地切成小块或片状，干燥，制成生地块，再进行蒸晒，即为熟地。

【贮　　藏】鲜地黄埋在沙土中，防冻；生地黄置通风干燥处，防霉、防蛀；熟地黄置通风干燥处。

【药材形态】

鲜地黄：本品呈纺锤形或条状，长 8 ～ 24cm，直径 2 ～ 9cm。外皮薄，表面浅红黄色，具弯曲的纵皱纹、芽痕、横长的皮孔样突起及不规则的疤痕。肉质，易断。断面皮部淡黄白色，可见橘红色的油点，木部黄白色，导管呈放射状排列。气微，味微甜、微苦。

生地黄：本品多呈不规则的团块或长圆形，中间膨大，两端稍细，有的细小，长条状，稍扁而扭曲，长 6 ～ 12cm，直径 2 ～ 6cm。表面棕黑色或棕灰色，极皱缩，具不规则的横曲纹。体重。质较软而韧，不易折断。断面棕黑色或乌黑色，有光泽，具黏性。气微，味微甜。

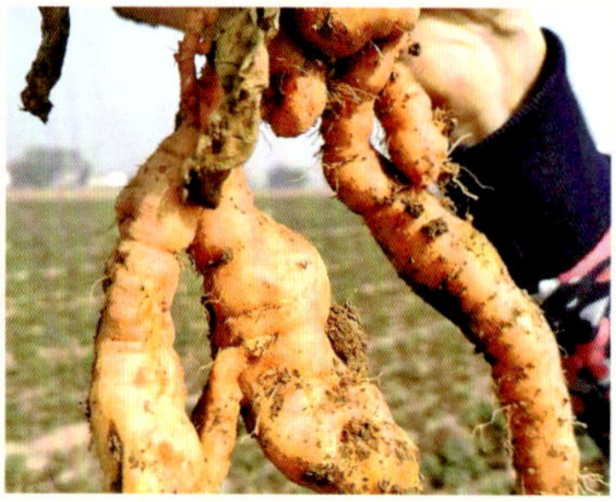

地黄块根

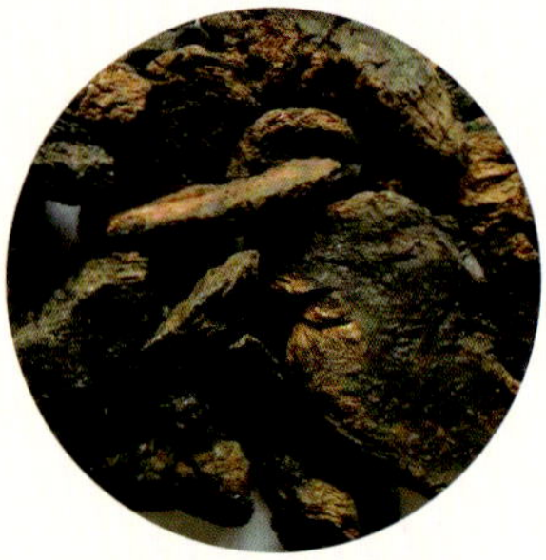

地黄饮片（生地黄）

【成分含量】本品含梓醇（$C_{15}H_{22}O_{10}$）不得少于 0.20%，含毛蕊花糖苷（$C_{29}H_{36}O_{15}$）不得少于 0.02%。

【等级规格】

地黄：本品为玄参科植物地黄的干燥块根。

一等：干货。呈纺锤形或条形圆根。体重，质柔润。表面灰白色或灰褐色。断面黑褐色或黄褐色，具有油性。味微甜。每千克 16 支以内。无芦头、老母、生心、焦枯、杂质、虫蛀、霉变。

二等：干货。呈纺锤形或条形圆根。体重，质柔润。表面灰白色或灰褐色。断面黑褐色或黄褐色，具有油性。味微甜。每千克 32 支以内。无芦头、老母、生心、焦枯、杂质、虫蛀、霉变。

三等：干货。呈纺锤形或条形圆根。体重，质柔润。表面灰白色或灰褐色。断面黑褐色或黄褐色，具有油性。味微甜。每千克60支以内。无芦头、老母、生心、焦枯、杂质、虫蛀、霉变。

四等：干货。呈纺锤形或条形圆根。体重，质柔润。表面灰白色或灰褐色。断面黑褐色或黄褐色，具有油性。味微甜。每千克100支以内。无芦头、老母、生心、焦枯、杂质、虫蛀、霉变。

五等：干货。呈纺锤形或条形圆根。体质柔润。表面灰白色或灰褐色。断面黑褐色或黄褐色，具油性。味微甜。但油性少，支根瘦小。每千克100支以上，最小货直径1cm以上。无芦头、老母、生心、焦枯、杂质、虫蛀、霉变。

备注：①保持原形即可，不必加工搓圆。②野生生地如与栽培生地质量相同者，可同样按其大小分等。

【传统炮制】

1. 生地黄　除去杂质，洗净，闷润，切厚片，干燥。

2. 熟地黄

（1）取生地黄，照酒炖法炖至酒吸尽，取出，晾晒至外皮黏液稍干时，切厚片或块，干燥，即得。每100kg生地黄用黄酒30～50kg。

（2）取生地黄，照蒸法蒸至黑润，取出，晒至约八成干时，切厚片或块，干燥，即得。

【药材偏性】甘，寒。归心、肝、肾经。

【功能主治】清热凉血，养阴生津。用于热入营血，湿毒发斑，吐血衄血，热病伤阴，舌绛烦渴，津伤便秘，阴虚发热，骨蒸劳热，内热消渴。

【满医用药】地黄是辽金时期的药物，《辽史》卷一百一十五有“西夏……土产大麦、荜豆、青稞、糜子、古子蔓、咸地蓬实、苁蓉苗、小芜荑、席鸡草子、地黄叶、登厢草、沙葱、野韭、拒灰荼、白蒿、咸地松实”的记载。

【现代研究】鲜地黄叶捣烂取汁搽抹患处或用鲜地黄叶煮水泡洗患处，治疗痈疮肿毒、红肿疼痛、皮肤癣症，从地黄叶的50%丙酮组织破碎提取物中分离并鉴定出了焦地黄苯乙醇苷B、阿克替普、异洋丁香酚苷、齐墩果酮酸、2,3-二羟基-12-齐墩果烯-28-酸等多种化合物。

地　榆

【满药基原】本品为蔷薇科植物地榆 *Sanguisorba officinalis* L. 或长叶地榆 *Sanguisorba officinalis L. var. longifolia*（Bert.）Yü et Li 的干燥根。

【满文名称】

【原 植 物】

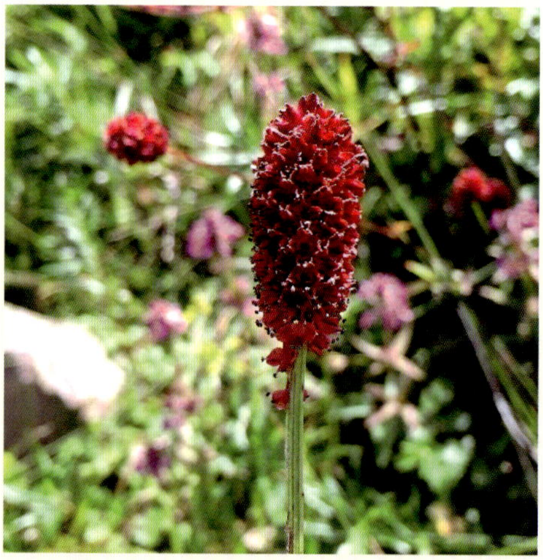

地榆原植物

【采收加工】

一、采收

种子繁殖的生长期为 2 ～ 3 年，分株繁殖的生长期为 1 年。春、秋两季均可采收，除去残茎、须根及泥土，晒干。或趁鲜切片晒干。

【贮　　藏】置通风干燥处，防蛀。

【药材形态】

1. 地榆　本品呈不规则纺锤形或圆柱形，稍弯曲，长 5 ～ 25cm，直径

0.5～2cm。表面灰褐色至暗棕色，粗糙，有纵纹。质硬，断面较平坦，粉红色或淡黄色，木部略呈放射状排列。气微，味微苦涩。

2. 绵地榆　本品呈长圆柱形，稍弯曲，着生于短粗的根茎上，表面红棕色或棕紫色，有细纵纹。质坚韧，断面黄棕色或红棕色，皮部有多数黄白色或黄棕色绵状纤维。气微，味微苦涩。

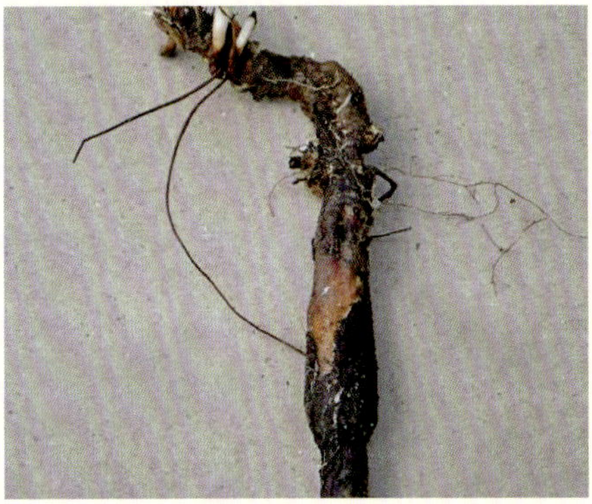

地榆根

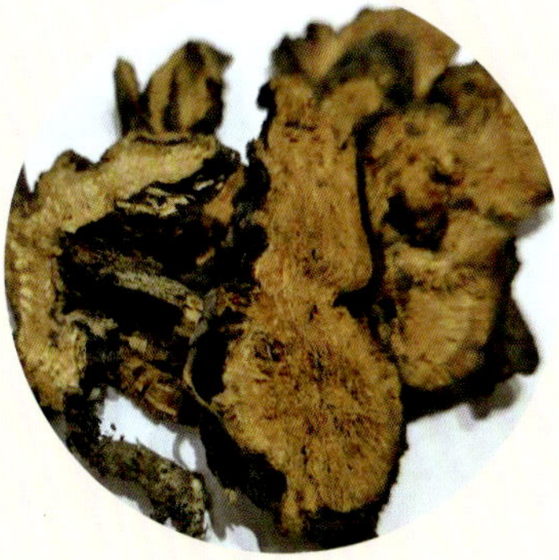

地榆饮片

【成分含量】本品含鞣质不得少于8.0%，含没食子酸（$C_7H_6O_5$）不得少于1.0%。

【等级规格】

1. 地榆　本品为蔷薇科植物地榆或长叶地榆的干燥根。后者习称“绵地榆”。

规格：统货。本品呈不规则纺锤形或圆柱形，稍弯曲，长5～25cm，直径0.5～2cm。表面灰褐色至暗棕色，粗糙，有纵纹。质硬，断面较平坦，粉红色或淡黄色，木部略呈放射状排列。气微，味微苦涩。

2. 绵地榆　规格：统货。本品呈长圆柱形，稍弯曲，着生于短粗的根茎上，表面红棕色或棕紫色，有细纵纹。质坚韧，断面黄棕色或红棕色，皮部有多数黄白色或黄棕色绵状纤维。气微，味微苦涩。无杂质、虫蛀、霉变。

【传统炮制】

地榆：除去杂质；未切片者，洗净，除去残茎，闷透，切厚片，干燥。

地榆炭：取净地榆片，照炒炭法炒至表面焦黑色、内部棕褐色。

【药材偏性】苦、酸、涩，微寒。归肝、大肠经。

【功能主治】凉血止血，解毒敛疮。用于便血，痔血，血痢，崩漏，水火烫伤，痈肿疮毒。

【满医用药】地榆，水煎服；或将地榆烧制成炭，外涂患处。治疗痔疮便血、脱肛等。

将鲜地榆叶捣烂外敷，或将地榆烧炭研细末用麻油调和，外敷，治疗烧烫伤。地榆配伍大黄粉、黄连、冰片，研末外敷，治疗疮疡痈肿。

地榆水煎液浸洗，治疗湿疹，血热崩漏。配伍生地黄、白芍、黄芩、槐花，水煎服，治疗出血、血热。用地榆配伍槐角、防风、黄芩、枳壳，水煎服，治疗内热便血。

【现代研究】地榆煎剂可明显缩短出血和凝血时间，生地榆的止血作用明显优于地榆炭；对烧伤、烫伤及伤口的愈合有明显的作用。

杜　仲

【满药基原】本品为杜仲科植物杜仲 *Eucommia ulmoides* Oliv. 的干燥树皮。

【原 植 物】

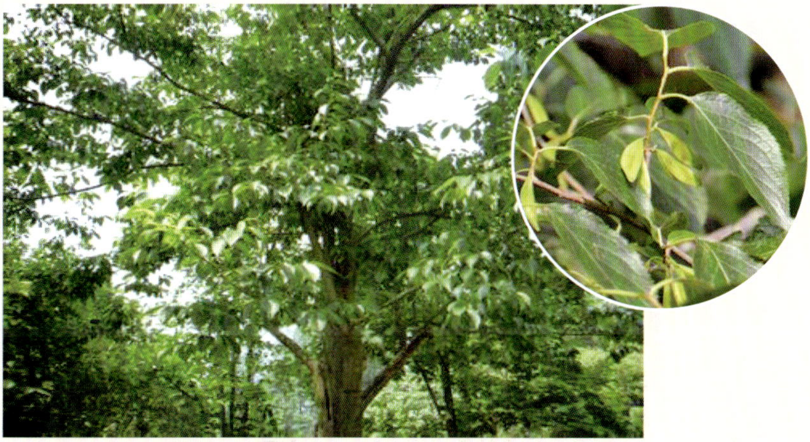

杜仲树原植物

【采收加工】

一、采收

1. 砍树剥皮法　多在老树（70 年以上者）砍伐时采收。先于齐地面处锯一环状切口，并按商品规格需要的长度向上再锯一环状切口，在两切口间纵割后，沿切口剥下树皮，然后把树砍倒，如法剥皮。

2. 环状剥皮法　为了保护资源，目前多采用环状剥皮新技术。以 15 ～ 20 年的成龄树开始剥皮最为适宜，选择长势旺盛、枝叶繁茂、皮厚孔多、无病虫害的健壮植株进行剥皮。剥皮时间一般在每年的 4 ～ 6 月，因为该时期高温多湿，温度达 20℃以上，湿度 80% 左右，且昼夜温差较小，树皮容易脱落，伤口也易愈合再生。具体操作：先在杜仲分枝下面用利刃环切一周，随即按商品规格所需长度向下再环切一周，然后在两环割圈间纵割一刀，切口斜度以 45°～ 60°为宜，深度以不伤及形成层和木质部为准，再用竹刀在纵横切口交界处撬起树皮，向两边均匀撕皮，直至距地面 10cm 为止。剥皮后，马上用 10ppm 吲哚乙酸溶液、10ppm 2,4–D 或 10ppm 萘乙酸加 10ppm 赤霉素处理剥面，以加速新皮的形成，并用薄膜包扎起来，包扎时应上紧下松，利于雨水排除，并减少薄膜与木质部的接触面积。以后每周松绑通风一次，一般在环剥后的 1 个月左右新皮壳完全长好，即可将薄膜揭去。环剥通常每隔 3 年一次。

二、产地加工

剥下的树皮先用开水烫后，按所需要的长度，把树皮整理好。将皮的内面两两相对，层层重叠、压紧，堆积放置于平地，以稻草垫底，四面用稻草盖好，上盖木板，并加石块压平，再用稻草覆盖，使其发汗（即使内部水分向外浸出）。1 周后，从中间抽出一块检查，如果树皮内面已成暗紫色，即可取出晒干；如皮色还是紫红，必须再经发汗。压平晒干后的杜仲树皮，如有外皮粗糙者，还需剥去粗糙外皮，再分成各种规格打捆出售。

【贮　　藏】置通风干燥处。

【药材形态】本品呈板片状或两边稍向内卷，大小不一，厚 3 ～ 7mm。外表面淡棕色或灰褐色，有明显的皱纹或纵裂槽纹，有的树皮较薄，未去粗皮，可见明显的皮孔。内表面暗紫色，光滑。质脆，易折断，断面有细密、银白色、富弹性的橡胶丝相连。气微，味稍苦。

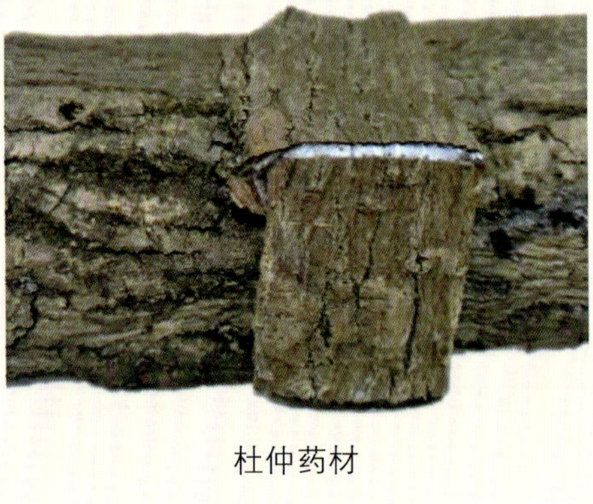

杜仲药材

【成分含量】本品含松脂醇二葡萄糖苷（$C_{32}H_{42}O_{16}$）不得少于 0.10%。

【等级规格】

杜仲：本品为杜仲科植物杜仲的干燥树皮。

特等：干货。呈平板状，两端切齐，去净粗皮。表面呈灰褐色，里面黑褐色，质脆。断处有胶丝相连。味微苦。整张长 70 ～ 80cm，宽 50cm 以上，厚 0.7cm 以上，碎块不超过 10%。无卷形、杂质、霉变。

一等：干货。呈平板状，两端切齐，去净粗皮。表面呈灰褐色，里面黑褐色，质脆。断处有胶丝相连。味微苦。整张长 40cm 以上，宽 40cm 以上，厚 0.5cm 以上，碎块不超过 10%。无卷形、杂质、霉变。

二等：干货。呈板片状或卷曲状。表面呈灰褐色，里面呈青褐色，质脆。断处有胶丝相连，味微苦。整张长 40cm 以上，宽 30cm 以上，厚 0.3cm 以上，碎块不超过 10%。无杂质、霉变。

三等：干货。凡不符合特等、一等、二等标准，厚度最薄不得小于 0.2cm，包括枝皮、根皮、碎块，均属此等。无杂质、霉变。

备注：①杜仲以宽度和厚度为确定等级的主要标准，长度只作参考。②四川尚产有部分薄仲，特点是皮薄、花纹细致，质量较好，其等级除厚度不限外，长宽与厚仲相同，四川可自行制订标准。③胸高直径在 12cm 以下的幼树，应严禁砍剥。

【传统炮制】

杜仲：刮去残留粗皮，洗净，切块或丝，干燥。

盐杜仲：取杜仲块或丝，照盐炙法炒至断丝、表面焦黑色。

【药材偏性】甘，温。归肝、肾经。

【功能主治】补肝肾，强筋骨，安胎。用于肝肾不足之腰膝酸软，筋骨无力，头晕目眩，妊娠漏血，胎动不安。

防　风

【满药基原】本品为伞形科植物防风 *Saposhnikovia divaricate*(Turcz.)Schischk. 的干燥根。

【满文名称】

【原 植 物】

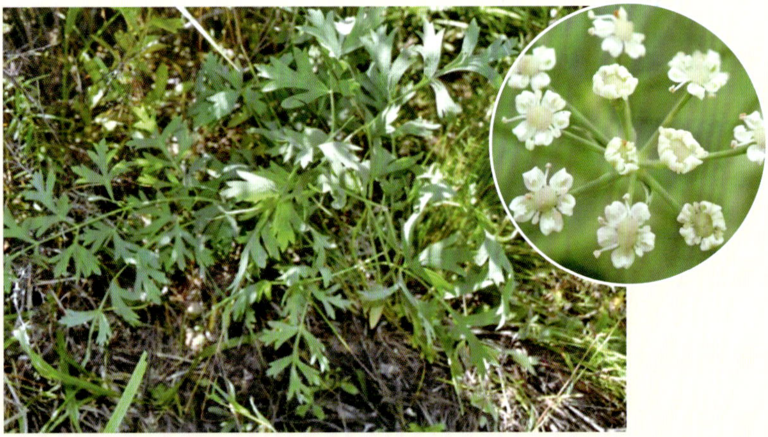

防风原植物

【采收加工】一般在种植第二年 10 月下旬至 11 月中旬，或春季萌芽前采收。春天分根繁殖的防风，在水肥充足、生长茂盛的条件下当年可采收。防风根部入土较深，根脆易断，收时应从沟的一端开深沟，按顺序采挖。除去残留茎叶和泥土，晒至半干时去掉须根，再晒至八九成干时按根的粗细长短分级，捆成约 1kg 的小捆，继续晒干或烘干。

【贮　　藏】置阴凉干燥处，防蛀。

【药材形态】本品呈长圆锤形或长圆柱形，下部渐细，有的略弯曲，长 15 ～ 30cm，直径 0.5 ～ 2cm。表面灰棕色或棕褐色，粗糙，有纵皱纹。多数有横长的皮孔样突起及点状的细根痕，根头部有明显密集的环纹，有的环纹上残存棕褐色毛状叶基。体轻，质松，易折断，断面不平坦，皮部棕黄色至棕色，有裂隙，木部黄色。气特异，味微甘。

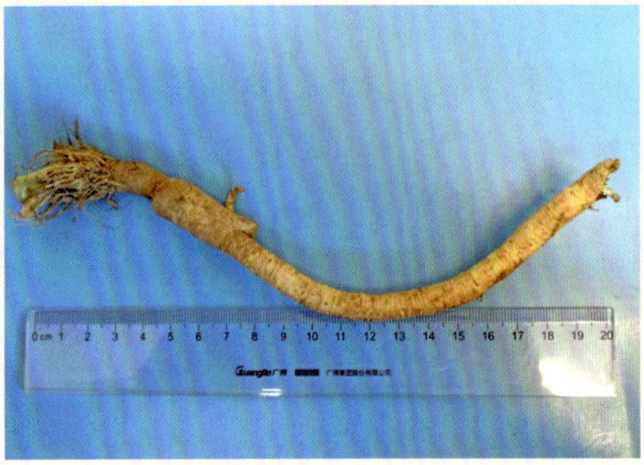

防风根

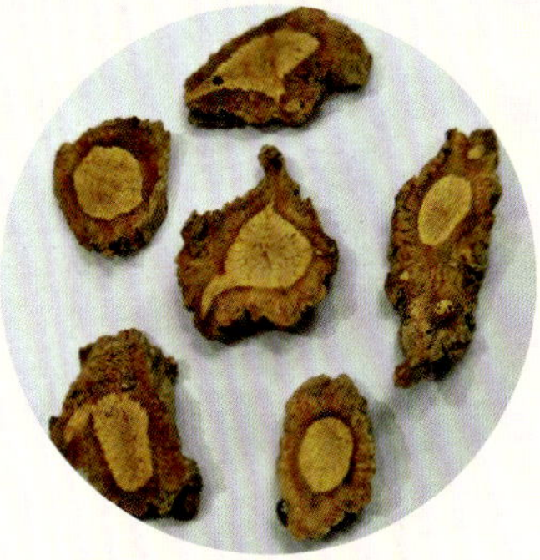

防风饮片

【成分含量】本品含升麻素苷（$C_{22}H_{28}O_{11}$）和5–O–甲基维斯阿米醇苷（$C_{22}H_{28}O_{10}$）的总量不得少于0.24%。

【等级规格】

防风：本品为伞形科植物防风的干燥根。

一等：干货。根呈圆柱形。表面有皱纹，顶端带有毛须。外皮黄褐色或灰黄色。质松，较柔软。断面棕黄色或黄白色，中间淡黄色。味微甜。根长15cm以上。芦下直径0.6cm以上。无杂质、虫蛀、霉变。

二等：干货。根呈圆柱形，偶有分枝。表面有皱纹，顶端带有毛须。外皮黄褐色或灰黄色。质松，较柔软。断面棕黄色或黄白色，中间淡黄色。味微甜。芦下直径0.4cm以上。无杂质、虫蛀、霉变。

备注：①抽薹、根空者不收。②有习惯购、销的竹叶防风、松叶防风、水防风等，可由产区自订规格标准。

【传统炮制】

防风：除去杂质，洗净，润透，切厚片，干燥。

【药材偏性】辛、甘，微温。归膀胱、肝、脾经。

【功能主治】祛风解表，胜湿止痛，止痉。用于感冒头痛，风湿痹痛，风疹瘙痒，破伤风。

【满医用药】防风见于《金史》卷二十五：“东平府……产薄荷、防风。”防风是满族萨满教早期使用的药物，满族萨满教的“百草歌诀”中说：“防风荆芥加苦参，清热除湿用，专治风疹又止痒。”满族民间用防风清热除湿，治疗风疹及风寒湿痛。炒防风降低了解表功能，临床中多将炒防风用于止泻。防风炭有止血功效，可用于治疗妇女崩漏。

用防风煮水搽洗，治疗荨麻疹、皮肤瘙痒、风疹、湿疹、癣证。用防风配伍天麻、天南星，水煎服，治疗破伤风。用防风配伍薄荷、蝉蜕、连翘，水煎服，治疗发热恶风、咽痛口渴。防风配伍荆芥、羌活、独活等，水煎服，可治疗风寒感冒。

【现代研究】防风有解热镇痛、抗炎、抗惊厥、抗过敏、镇静作用。

甘 草

【满药基原】本品为豆科植物甘草 *Glycyrrhiza uralensis* Fisch.、胀果甘草 *G. inflate* Bat. 或光果甘草 *G. glabra* L. 的干燥根及根茎。

【满文名称】[illegible]

【原 植 物】

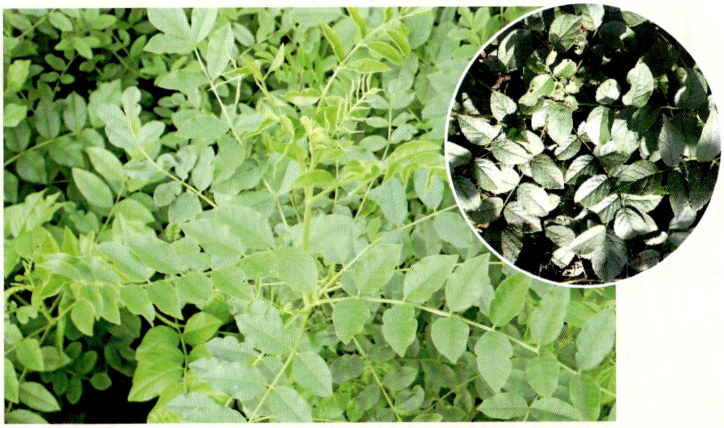

甘草原植物

【采收加工】

一、采收

根茎及分株繁殖的甘草可第 3 年采收，育苗移栽种植 2 年的甘草也可采收。现在生产中一般采用育苗移栽 2 年采收的方法。在地多人少的地区，直播甘草以 3 ～ 4 年生采收为宜。春、秋两季均可采挖，春秋由清明至夏至采收；秋季由白露至地冻采收。传统认为宜春季采收。因各地的气候、土壤条件差异很大，采收期也不尽相同。采挖时应顺着根系生长的方向深挖，尽量不刨断、不伤根，简便方法是先刨出 25cm，然后用力拔出。

二、产地加工

采收后除去残茎、须根，按规格要求切成段，晾至半干，然后按根的大小、粗细分等级，捆成小捆，继续晒至全干。有的将外表栓皮剥去，商品称“粉草”。为便于加工成形，提高成品甘草的质量和等级，要做到随挖随加工。

【贮　　藏】贮于干燥通风处，防蛀。

【药材形态】

1. 甘草　本品呈圆柱形，长 25 ～ 100cm，直径 0.6 ～ 3.5cm。外皮松紧不一。表面红棕色或灰棕色，具显著的纵皱纹、沟纹，皮孔及稀疏的细根痕。质坚实，断面略显纤维性，黄白色，粉性，形成层环明显，射线放射状，有的有裂隙。根茎呈圆柱形，表面有芽痕，断面中部有髓。气微，味甜而特殊。

2. 胀果甘草　本品根和根茎木质粗壮，有的分枝，外皮粗糙，多呈灰棕色或灰褐色。质坚硬，木质纤维多，粉性小。根茎不定芽多而粗大。

3. 光果甘草　本品根和根茎质地较坚实，有的分枝，外皮不粗糙，多呈灰棕色，皮孔细而不明显。

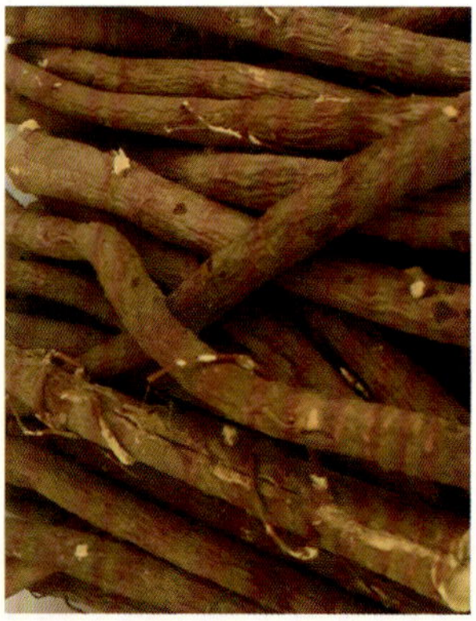

甘草药材

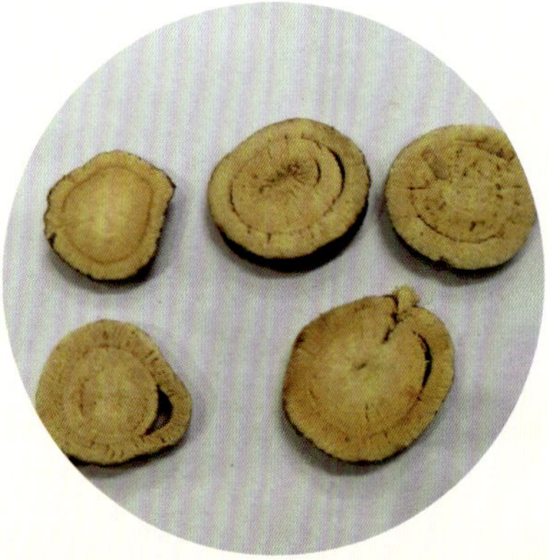

甘草饮片

【成分含量】本品含甘草苷（$C_{21}H_{22}O_9$）不得少于 0.50%，含甘草酸（$C_{12}H_{62}O_{16}$）不得少于 2.0%。

【等级规格】

甘草：本品为豆科植物甘草、胀果甘草或光果甘草的干燥根和根茎。

1. 野生甘草

（1）条草规格标准

一等：呈圆柱形，单支顺直。表面红棕色、棕黄色或灰棕色，皮细紧，有纵纹，斩去头、尾，口面整齐。质坚实、体重。断面黄白色，粉性足。味甜。长 25 ～ 50cm，顶端直径 1.5cm 以上，间有黑心。

二等：呈圆柱形，单支顺直。表面红棕色、棕黄色或灰棕色，皮细紧，有纵纹，斩去头、尾，口面整齐。质坚实、体重。断面黄白色，粉性足。味甜。长 25 ～ 50cm，顶端直径 1cm 以上，间有黑心。

三等：呈圆柱形，单支顺直。表面红棕色、棕黄色或灰棕色，皮细紧，有纵纹，斩去头、尾，口面整齐。质坚实、体重。断面黄白色，粉性足。味甜。长 25 ～ 50cm，顶端直径 0.7cm 以上。

统一质量要求：干货，无须根、杂质、虫蛀、霉变。其他要达到药用标准。

（2）毛草（须子）规格标准

统货：呈圆柱形弯曲的小草，去净残茎，不分长短。表面红棕色、棕黄色或灰棕色。断面黄白色，味甜。顶端直径 0.6cm 以上。干货。无杂质、虫蛀、霉变。

（3）统货：不分长短、大小、颜色、产地等，达到药用标准者。干货。无杂质、虫蛀、霉变。

2. 栽培甘草

（1）条草规格标准

一等：通常生长年限 3 年或以上，顺直。表面红棕色、棕黄色或灰棕色，纵纹明显，皮紧纹细。质地较坚实。斩去头、尾，口面整齐。断面黄白色，长 25 ～ 50cm，顶端直径 1.5cm 以上。

二等：通常生长年限 3 年或以上，顺直。表面红棕色、棕黄色或灰棕色，纵纹明显，皮紧纹细，质地较坚实。斩去头、尾，口面整齐。长 25 ～ 50cm，顶端直径 1.0cm 以上。

三等：通常生长年限3年或以上，顺直。表面红棕色、棕黄色或灰棕色，纵纹明显，皮紧纹细，质地较坚实。斩去头、尾，口面整齐。长25～50cm，顶端直径0.7cm以上。

（2）浮草规格标准：生长1～2年，细小根或根茎，表面纵纹明显。

（3）统货：不分长短、大小、产地，达到药用标准者。干货。无杂质、虫蛀、霉变。

【传统炮制】

甘草：除去杂质，洗净，润透，切厚片，干燥。

炙甘草：取甘草片，照蜜炙法炒至黄色至深黄色，不粘手时取出，晾凉。

【药材偏性】甘、平。归心、肺、脾、胃经。

【功能主治】补脾益气，清热解毒，祛痰止咳，缓急止痛，调和诸药。用于脾胃虚弱，倦怠乏力，心悸气短，咳嗽痰多，脘腹、四肢挛急疼痛，痈肿疮毒，缓解药物毒性、烈性。

【满医用药】甘草见于《金史》卷二十四：“大同……产白驼、安息香、松明、松脂、黄连、百药煎、芥子煎、盐、捞盐、石绿、绿矾、铁、甘草、枸杞、碾玉砂、地蕈。”“临洮府……产甘草、庵珣子、大黄。”甘草是满族常用的药物之一，可单味水煎服，也可熬药膏服用。生甘草多用于泻火解毒、解药物及食物中毒；蜜炙甘草多用于补中益气。

甘草配伍黄芪、五味子等补益心气药，水煎服，治疗心慌、胸闷气短、头晕目眩等心气衰弱之证。甘草单味或配伍桔梗、贝母、百合、半夏等宣肺止咳药，水煎服，治疗咳嗽气喘、痰多、胸闷等肺部疾病。甘草配伍白芍，水煎服，治疗脘腹和四肢挛急疼痛。将甘草水煎或泡水服用，治疗热毒疮疡、咽喉肿痛、食物中毒、恶心呕吐。

【现代研究】甘草有抗溃疡、镇痛作用；有明显的镇咳、抗菌、抗病毒、抗炎、抗过敏作用；有抗心律失常的作用。

枸杞子

【满药基原】本品为茄科植物宁夏枸杞 *Lycium barbarum* L. 的干燥成熟果实。

【满文名称】

【原 植 物】

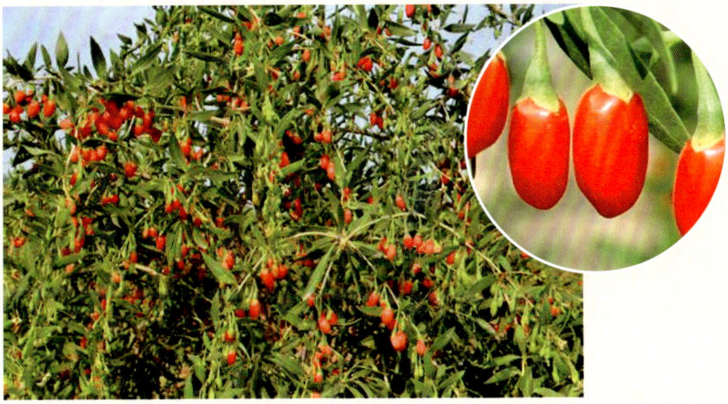

枸杞原植物

【采收加工】

一、采收

每年 6 ～ 10 月当果实由绿变红时采收。摘果应选晴天露水干后进行，并注意轻采、轻放，防止压烂或受损伤，以免果浆外流而影响质量。每隔 1 ～ 2 天摘 1 次，采摘时连同果柄一同采收。忌有晨露或雨水未干时采摘。

二、产地加工

常用方法有晒干法、热风干燥法和快速干燥法三种。其中热风干燥法是将鲜果摊在特制的果栈上，厚 2cm，送入特殊的干燥房，鼓风烘干（温度不超过 60℃）。也可采用土碱粉、碳酸钠粉、碳酸氢钠粉、油酸钾粉处理的快速干燥法。果实干燥后除去果柄。

【贮　　藏】置阴凉干燥处，防闷热、防潮、防蛀。

【药材形态】本品呈类纺锤形或椭圆形，长 6～20mm，直径 3～10mm。表面红色或暗红色，顶端有小突起状的花柱痕，基部有白色的果梗痕。果皮柔韧，皱缩；果肉肉质，柔润。种子 20～50 粒，类肾形，扁而翘，长 1.5～1.9mm，宽 1～1.7mm，表面浅黄色或棕黄色。气微，味甜。

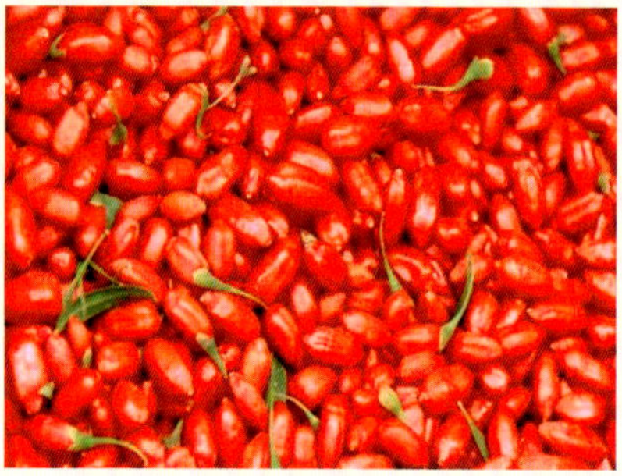

枸杞鲜果

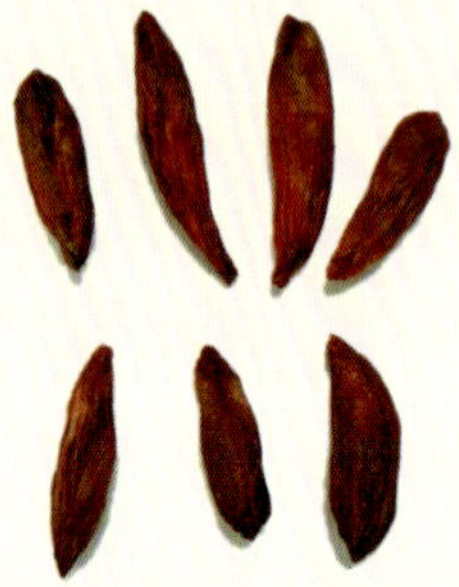

枸杞药材（饮片）

【成分含量】本品含枸杞多糖，以葡萄糖（$C_6H_{12}O_6$）计，不得少于 1.8%。本品含甜菜碱（$C_5H_{11}NO_2$）不得少于 0.30%。

【等级规格】

枸杞子：本品为茄科植物宁夏枸杞的干燥成熟果实。

1. 西枸杞规格

一等：干货。呈椭圆形或长卵形。果皮鲜红、紫红或红色，糖质多。质柔软滋润。味甜。每 50 克 370 粒以内。无油果、杂质、虫蛀、霉变。

二等：干货。呈椭圆形或长卵形。果皮鲜红色或紫红色，糖质多。质柔软滋润。味甜。每 50 克 580 粒以内。无油果、杂质、虫蛀、霉变。

三等：干货。呈椭圆形或长卵形。果皮红褐色或淡红色，糖质较少。质柔软滋润。味甜。每 50 克 900 粒以内。无油果、杂质、虫蛀、霉变。

四等：干货。呈椭圆形或长卵形。果皮红褐色或淡红色，糖质少。味甜。每 50 克 1100 粒以内。油果不超过 15%，无杂质、虫蛀、霉变。

五等：干货。呈椭圆形或长卵形。色泽深浅不一，糖质少，味甜。每 50 克 1100 粒以上。油果不超过 30%，无杂质、虫蛀、霉变。

2. 血枸杞规格标准

一等：干货。呈类纺锤形，略扁。果皮鲜红色或深红色。果肉柔润。味甜、微酸。每 50 克 600 粒以内。无油果、黑果、杂质、虫蛀、霉变。

二等：干货。呈类纺锤形，略扁。果皮鲜红色或深红色。果肉柔润。味甜、微酸。每 50 克 800 粒以内。油果不超过 10%，无黑果、杂质、虫蛀、霉变。

三等：干货。呈类纺锤形，略扁。果皮紫红色或淡红色。深浅不一，味甜、微酸。每 50 克 800 粒以上。包括油果。无黑果、杂质、虫蛀、霉变。

备注：枸杞子近年因引种地区较多，由于自然条件不同，产品质量有差别，故分为西枸杞、血枸杞两个品种。

西枸杞：系指宁夏、甘肃、内蒙古、新疆等地的产品，具有粒大、糖质足、肉厚、籽少、味甜的特点。

血枸杞：系指河北、山西等地的产品，具有颗粒均匀、皮薄、籽多、糖质较少、色泽鲜红、味甜微酸的特点。

各地产品可按相符标准分等，不受地区限制。

【传统炮制】

枸杞：簸净杂质，摘去残留的梗和蒂，干燥。

【药材偏性】甘、平。归肝、肾经。

【功能主治】滋补肝肾，益精明目。用于虚劳精亏，腰膝酸痛，眩晕耳鸣，阳痿遗精，内热消渴，血虚痿黄，目昏不明。

【满医用药】满族民间常将枸杞子作为补肾养血的保健品，将其当作干果或加工食品食用。枸杞子见于《金史》卷二十四：“大同府……产白驼、安息香、松明、松脂、黄连、百药煎、芥子煎、盐、捞盐、石绿、绿矾、铁、甘草、枸杞、碾玉砂、地蕈。”

枸杞子水煎服，治疗精血亏虚引起的腰膝酸软、头晕耳鸣、耳聋、遗精滑泄、失眠多梦、潮热盗汗、消渴等肾虚病证。

枸杞子加山茱萸、五味子、菊花、人参等滋补药，泡酒饮用，治疗目涩、目昏。

【现代研究】枸杞子对免疫系统有促进作用，同时具有免疫调节作用；可提高血睾酮水平，有强壮作用；对造血功能有促进作用；对正常人也有显著的升白细胞作用；有抗衰老、抗肿瘤、降血脂、降血糖、保肝作用。

藿　香

【满药基原】本品为唇形科植物藿香 *Agastache rugosa*(Fisch. et Mey.)O. Ktze. 的新鲜或干燥老茎。

【满文名称】[illegible]

【原 植 物】

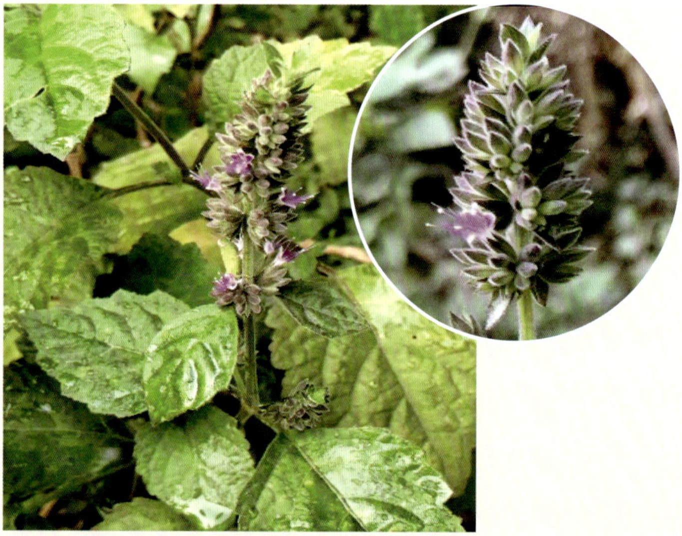

藿香原植物

【采收加工】

一、采收

通常 7 ～ 8 月份采收。采收时选择晴天、露水刚干后采收，将全株拔起或挖起。

二、产地加工

除净泥土和须根，先晒数小时，使叶片稍成皱缩状态，收回，捆扎成把。然后分层交替堆放一夜，将叶色闷黄。翌日再摊晒，摊晒时最好在上面盖上稻草，这样可保持叶片不脱落或少脱落。最后除去根部，即成成品。

【贮　　藏】置阴凉干燥处，防潮。

【药材形态】本品茎呈四方柱形，常有对生的分枝，四角有棱脊，四面平坦或凹入呈宽沟，干燥地上部分长30～90cm、直径0.2～1cm，表面绿色或黄绿色，质脆，易折断，断面白色，髓部中空。叶灰绿色，对生，叶片较薄，多皱缩易碎，易脱落。穗状轮伞花序顶生。气清香，味淡。

【等级规格】

藿香：本品为唇形科植物藿香的干燥地上部分。

统货：干货。茎呈四方柱形，常有对生的分枝，四角有棱脊，四面平坦或凹入呈宽沟，表面绿色或黄绿色，质脆，易折断，断面白色，髓部中空。叶灰绿色，对生，叶片较薄，多皱缩易碎，多脱落。穗状轮伞花序顶生。气清香，味淡。以青枝、叶多、香浓者为佳。无杂质、虫蛀、霉变。

【传统炮制】

藿香：除去残根和杂质，先抖下叶，筛净另放；茎洗净，润透，切段，晒干，与叶混匀。

【药材偏性】辛、微温。归脾、胃、肺经。

【功能主治】祛湿解表，化湿和胃。用于暑湿感冒，胸闷，腹痛吐泻。

【满医用药】藿香是满族用来治疗夏季暑湿病的首选药物。藿香具有芳香化湿、清热解暑、辟秽、平和脾胃的作用。藿香芳香化湿的作用优于香薷、紫苏、佩兰等药。经典方剂藿香正气散，以藿香为主要药物组成，治疗外感暑湿、发热、头痛、呕吐、腹泻、霍乱、疟疾、夏季时令病。

藿香，水煎服，治疗夏令感冒、寒热头痛、胸脘痞闷、呕吐泄泻。

藿香，水煎服，治疗各类鼻炎。

藿香煮水外洗，治疗手足癣。

【现代研究】藿香有抗真菌、抗病毒、抗钩端螺旋体的作用。藿香含挥发油、黄酮类化合物、齐墩果酸、β－谷甾醇等。

红　花

【满药基原】 本品为菊科植物红花 *Carthamus tinctorius* L. 的干燥花。

【满文名称】 [illegible]

【原 植 物】

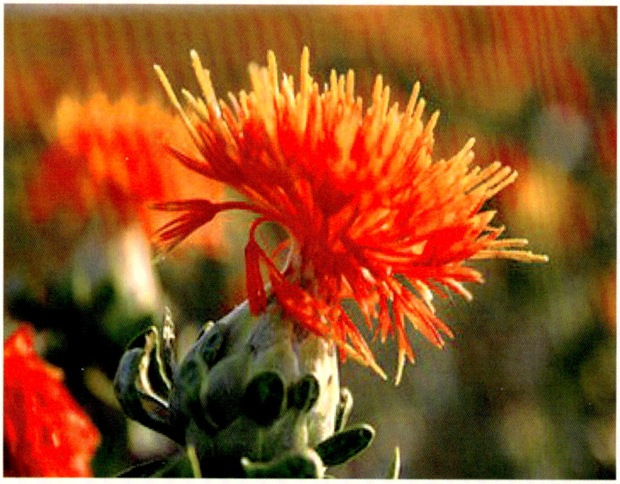

红花原植物

【采收加工】

一、采收

南方采收期在 5 ～ 6 月，北方采收期在 6 ～ 8 月。在盛花期清晨露水未干时采收，此时花苞及叶上的刺较软，易采摘。每个花序可连续采摘 2 ～ 3 次，可每隔 2 ～ 3 天采摘一次。

二、产地加工

采回后立即晾晒。日光过强时，用布遮盖，以保持颜色鲜艳。晒时用工具轻翻。如遇阴雨天，可用文火烘干，温度控制在 50℃左右。未干透时不能堆置，否则红花发霉变黑。

加工时，强光曝晒及烈火烘烤以及用手触摸，都会使红花变色影响质量。

【贮　　藏】置阴凉干燥处，防虫，防蛀。

【药材形态】本品为不带子房的管状花，长 1 ～ 2cm。表面红黄色或红色。花冠筒细长，先端 5 裂，裂片呈狭条形，长 5 ～ 8mm；雄蕊 5，花药聚合呈筒状，黄白色；柱头长圆柱形，顶端微分叉。质柔软。气微香，味微苦。

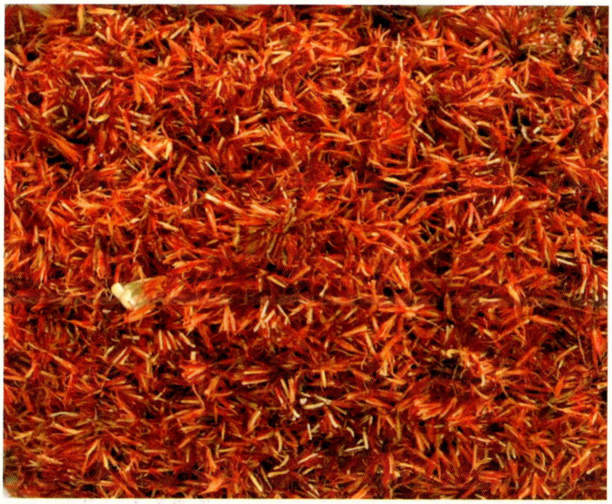

红花药材

【成分含量】本品含羟基红花黄色素 A（$C_{27}H_{32}O_{16}$）不得少于 1.0%，含木犀草素（$C_{15}H_{10}O_6$）不得少于 0.05%。

【等级规格】

红花：本品为菊科植物红花的干燥花。

一等：干货。管状花皱缩弯曲，成团或散在。表面深红、鲜红色，微带淡黄色。质较软，有香气，味微苦。无枝叶、杂质、虫蛀、霉变。

二等：干货。管状花皱缩弯曲，成团或散在。表面浅红、暗红或黄色。质较软，有香气，味微苦。无枝叶、杂质、虫蛀、霉变。

备注：红花的等级是按传统习惯制定的。浙江红花可按地区习惯自行制订。

【传统炮制】取原药材，除去杂质，花萼及花柄，筛去灰屑，干燥。

【药材偏性】辛、温。归心、肝经。

【功能主治】活血通经，散瘀止痛。用于经闭、痛经，恶露不行，癥瘕痞块，胸痹心痛，瘀滞腹痛，胸胁刺痛，跌打损伤，疮疡肿痛。

【满医用药】红花泡酒外敷患处，或配伍木香、苏木、乳香、没药等，水煎服，或将草红花加工成红花油、红花酊，涂擦患处，治疗跌打损伤、腰腿疼痛。

红花水煎服，治疗妇女痛经经闭、产后瘀血腹痛，癥瘕积聚，胸痹心痛，胁痛。

【现代研究】红花有轻度兴奋心脏、降低冠脉阻力、增加冠脉流量和心肌营养性血流量的作用；能扩张周围血管，降低血压；能显著提高耐缺氧能力；其煎剂对子宫和肠道平滑肌有兴奋作用。

关黄柏

【满药基原】本品为芸香科植物黄檗 *Phellodendron amurense* Rupr. 的干燥树皮。

【满文名称】[illegible]

【原 植 物】

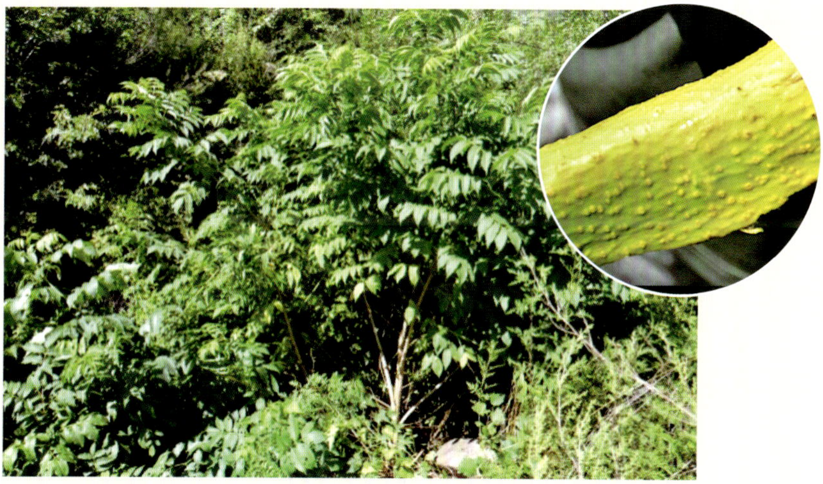

黄柏原植物

【采收加工】

一、采收

黄柏采收年限在 20 年左右，且以秋季采收为宜。采收方法有传统的砍树剥皮和现代环剥技术 2 种。

1. 传统的砍树剥皮　先将树砍倒，刮去外层粗皮，再按商品规格需要的长度进行横切，并在两横切的环间纵切一刀，依次剥下树皮、枝皮及根皮。

2. 现代环剥技术　选择长势旺盛、枝叶繁茂的树进行环剥，先用利刀在树干枝下15cm处横割一圈，并按商品规格需要向下再横割一圈，在两环切口间垂直向下纵割一刀，切口斜度以45°～60°、深度以不伤及形成层和木质部为宜。然后用竹刀在纵横切口交界处撬起树皮，向两边均匀撕开，在剥皮的过程中注意切手勿接触剥面，以防因病菌感染而影响新皮的形成。如法剥皮，直至离地面15cm处为止。树皮剥下后，用10ppm吲哚乙酸溶液、10ppm 2,4-D或用10ppm萘乙酸加10ppm赤霉素溶液喷在创面上，以加速新皮的形成，并用塑料薄膜包裹，包裹时应上紧下松，利于雨水排除，并减少薄膜与木质部的接触面积，以后每隔1周松开薄膜透风一次。当剥皮处由乳白色变为浅褐色时，可剥除薄膜，让其正常生长。但再生的树皮质量和产量都不如第一次剥取的树皮。

二、产地加工

将树皮晒至半干、压平，将粗皮刨净至显黄色为止，再用竹刷刷去刨下的皮屑，晒干即可。

【贮　　藏】置通风干燥处，防潮。

【药材形态】本品呈板片状或浅槽状，长宽不一，厚2～4mm。外表面黄绿色或淡棕黄色，较平坦，有不规则纵裂纹，皮孔痕小而少见，偶有灰白色的粗皮残留；内表面黄色或黄棕色。体轻，质坚硬，断面纤维性，有的呈裂片状分层，鲜黄色、淡黄色或黄绿色。气微，味极苦，嚼之有黏性。

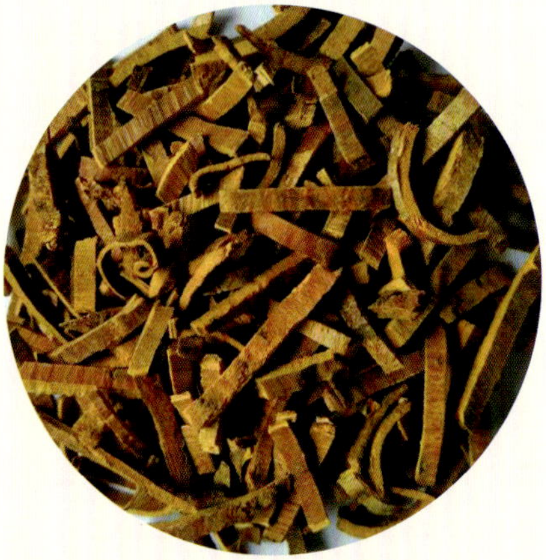

关黄柏饮片

【成分含量】 本品含盐酸小檗碱（$C_{20}H_{17}NO_4 \cdot HCL$）不得少于0.60%，含盐酸巴马汀（$C_{21}H_{21}NO_4 \cdot HCL$）不得少于0.30%。

【等级规格】

关黄柏：本品为芸香科植物黄檗的干燥树皮。

规格：统货：干货。树皮呈片状。表面黄绿色或淡棕黄色，内表面黄色或黄棕色。体轻、质较坚硬。断面鲜黄、黄绿色或淡黄色。味极苦。无粗栓皮及死树的松泡皮。无杂质、虫蛀、霉变。

【传统炮制】

关黄柏：除去杂质，喷淋清水，润透，切丝，干燥。

关黄柏炭：取关黄柏丝，照炒炭法，炒至表面焦黑色。

盐关黄柏：取关黄柏丝，照盐水炙法炒干。

【药材偏性】 苦，寒。归肾、膀胱经。

【功能主治】 清热燥湿，泻下除湿，解毒疗疮。用于湿热泻痢，黄疸尿赤，带下阴痒，热淋涩痛，脚气痿躄，骨蒸劳热，盗汗遗精，疮疡肿毒，湿疹湿疮。盐关黄柏滋阴降火，用于阴虚火旺，盗汗骨蒸。

黄　精

【满药基原】本品为百合科植物黄精 *Polygonatum sibiricum* Delar. 的干燥根。

【满文名称】[illegible]

【原 植 物】

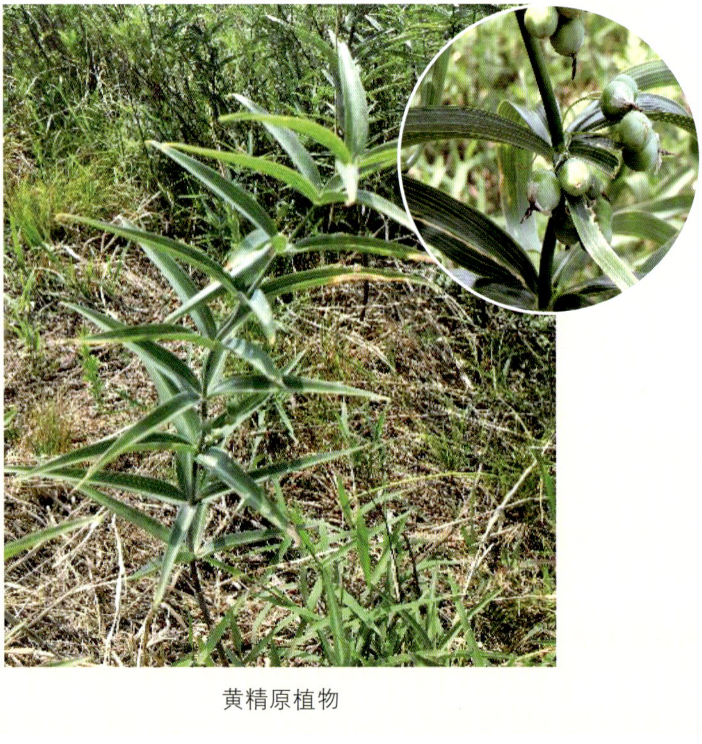

黄精原植物

【采收加工】黄精 1 ～ 2 年收获，种子播种的黄精 3 ～ 4 年收获。于秋末或春初刨除根茎，洗净泥土，除去须根和病疤，蒸 10 ～ 20 分钟（以蒸透为度），取出晾晒，边晒边揉，干燥即可。

【贮　　藏】置通风干燥处，防霉，防蛀。

【药材形态】本品呈结节状弯柱形，长 3 ～ 10cm，直径 0.5 ～ 1.5cm，结节长 2 ～ 4cm，略呈圆锥形，常有分枝。表面黄白色或灰黄色，半透明，有纵皱纹，茎痕圆形，直径 5 ～ 8mm。气微，味甜，嚼之有黏性。

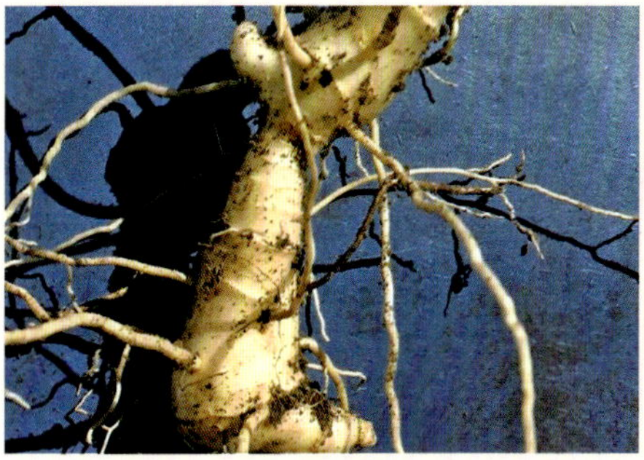

黄精鲜根

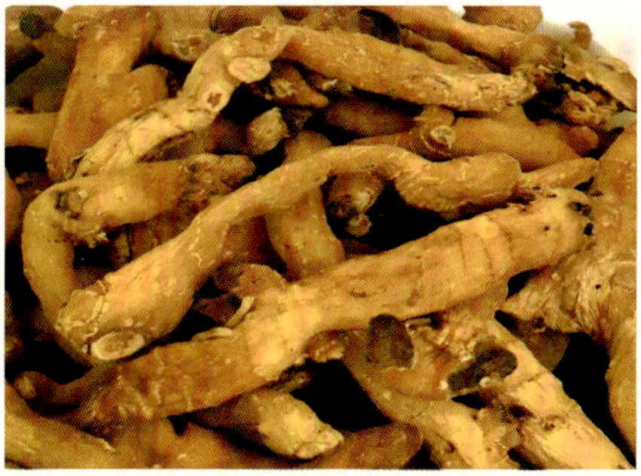

黄精药材

【成分含量】本品含黄精多糖以无水葡萄糖（$C_6H_{12}O_6$）计不得少于 7.0%。

【等级规格】

黄精：本品为百合科植物黄精的干燥根茎。习称“鸡头黄精”。

规格：统货。本品呈结节状弯柱形或不规则的圆锥状，形似鸡头（习称“鸡头黄精”），长 3 ～ 10cm，直径 0.5 ～ 1.5cm。表面黄白色至黄棕色，半透明，全体有细皱纹及稍隆起呈波状的环节，地上茎痕呈圆盘状，中心常凹陷，根痕多呈点状突起，分布全体或多集生于膨大部分。质硬而韧，不易折断，断面淡棕色，呈半透明角质样或蜡质状，多数有黄白色点状筋脉。味微甜而有黏性。以块大、肥润色黄、断面透明、质润泽、习称“冰糖渣”者为佳。味苦者不可药用。

【传统炮制】

黄精：除去杂质，洗净，略润，切厚片，干燥。

酒黄精：取净黄精，照酒炖法或酒蒸法炖透或蒸透，稍晾，切厚片，干燥。每 100kg 黄精用黄酒 20kg。

【药材偏性】甘，平。归脾、肺、肾经。

【功能主治】补气养阴，健脾，润肺，益肾。用于脾胃气虚，体倦乏力，胃阴不足，口干食少，肺虚燥咳，劳嗽咯血，精血不足，腰膝酸软，须发早白，内热消渴。

【满医用药】因黄精和玉竹的药用作用相似，满族民间在使用黄精时会和玉竹同时使用或相互替代使用。临床上使用的黄精多为酒制。酒制黄精的炮制方法：将清洗干净的黄精用黄酒浸润均匀，装入密封容器中隔水炖熟，取出晾干，即可。

治疗阴虚肺燥、干咳少痰及肺肾阴虚，或脾胃虚弱，症见面色痿黄，困倦乏力，口干食少，大便干燥，用黄精、玉竹熬煮成膏。经常食用黄精可以补益肾精，治疗肾精亏虚，延缓衰老。

【现代研究】黄精能提高机体的免疫功能，促进淋巴细胞转化；有抗结核杆菌的作用；对多种致病性真菌有抑制作用；有抗衰老作用。

黄　芪

【满药基原】本品为豆科植物蒙古黄芪 *Astragalus membranaceus*（Fisch.）Bge. var. mongholicus（Bge）Hsiao 或膜荚黄芪 *A. membranaceus*（Fisch.）Bge. 的干燥根。

【满文名称】[illegible]

【原 植 物】

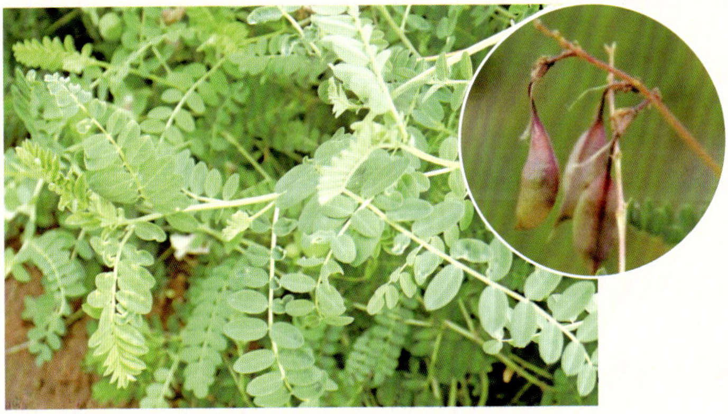

黄芪原植物

【采收加工】

一、采收

黄芪以 3 ～ 4 年者采挖为好。采收时，先割除地上部分，然后将根部挖出。黄芪根很深，采收时注意不要将根挖断，以免造成减产和商品质量下降。

二、产地加工

黄芪根挖出后去泥土，趁鲜去掉芦头和根须，然后进行晾晒。待晒至七八成干时，将根理顺直，扎成小捆，再晒至全干即可。可以趁鲜切片，片形应以圆片为宜，饮片厚度 2 ～ 4mm。

【贮　　藏】置通风干燥处，防潮，防蛀。

【药材形态】本品呈圆柱形，有的有分枝，上端较粗，长 30 ～ 90cm，直径 1.0 ～ 3.5cm。表面淡棕黄色或淡棕褐色，有不整齐的纵皱纹或纵沟。质硬而韧，不易折断。断面纤维性强，并显粉性，皮部黄白色，木部淡黄色，有放射状纹理和裂隙，老根中心呈枯朽状，黑褐色或呈空洞。气微，味微甘，嚼之微有豆腥气。

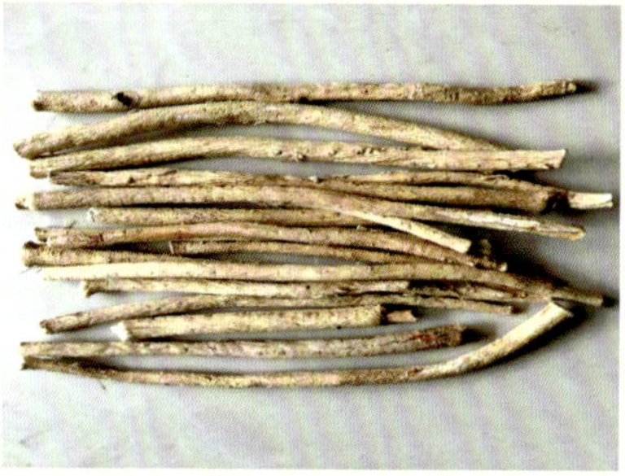

黄芪药材

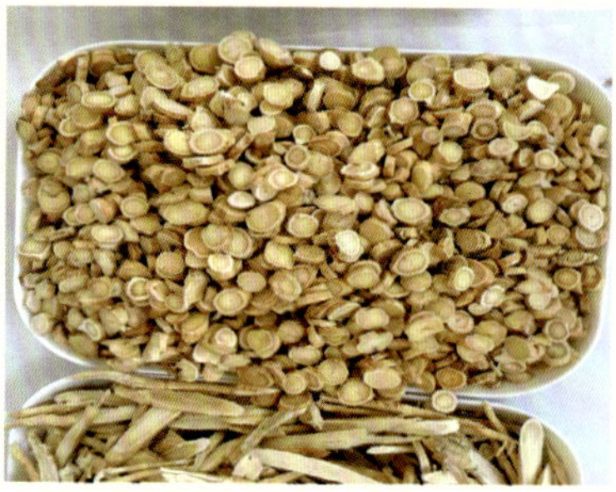

黄芪饮片

【成分含量】本品含黄芪甲苷（$C_{41}H_{68}O_{14}$）不得少于 0.040%，含毛蕊异黄酮葡萄糖苷（$C_{22}H_{22}O_{10}$）不得少于 0.020%。

【等级规格】

黄芪：本品为豆科植物蒙古黄芪或膜荚黄芪的干燥根。

特等：干货。呈圆柱形单条，斩去疙瘩头或喇叭头，顶端间有空心，表面淡棕黄色或淡棕褐色。质硬而韧。断面外层白色，中间淡黄色或黄色，有粉性。味甘，有生豆气。长 70cm 以上，上部直径 2cm 以上，末端直径不小于 0.6cm。无须根、老皮、虫蛀、霉变。

一等：干货。呈圆柱形单条，斩去疙瘩头或喇叭头，顶端间有空心，表面淡棕黄色或淡棕褐色。质硬而韧。断面外层白色，中间淡黄色或黄色，有粉性。味甘，有生豆气。长 50cm 以上，上中部直径 1.5cm 以上，末端直径不小于 0.5cm。无须根、老皮、虫蛀、霉变。

二等：干货。呈圆柱形单条，斩去疙瘩头或喇叭头，顶端间有空心，表面淡棕黄色或淡棕褐色。质硬而韧。断面外层白色，中间淡黄色或黄色，有粉性。味甘，有生豆气。长 40cm 以上，上中部直径 1cm 以上，末端直径不小于 0.4cm。间有老皮，无须根、虫蛀、霉变。

三等：干货。呈圆柱形单条，斩去疙瘩头或喇叭头，顶端间有空心，表面淡棕黄色或淡棕褐色。质硬而韧。断面外层白色，中间淡黄色或黄色，有粉性。味甘，有生豆气。不分长短，上中部直径 0.7cm 以上，末端直径不小于 0.3cm。间有破短节子，无须根、虫蛀、霉变。

【传统炮制】

黄芪：除去杂质，大小分开，洗净，润透，切厚片，干燥。

炙黄芪：取黄芪片，照蜜炙法炒至不粘手。

【药材偏性】甘，微温。归肺、脾经。

【功能主治】补气升阳，固表止汗，利水消肿，生津养血，行滞通痹，托毒排脓，敛疮生肌。用于气虚乏力，食少便溏，中气下陷，久泻脱肛，便血崩漏，表虚自汗，气虚水肿，内热消渴，血虚萎黄，半身不遂，痹痛麻木，痈疽难溃，久溃不敛。

【满医用药】黄芪是满族萨满早期使用的药物，北芪的花和籽均可作为保健药物使用。满族萨满“百草歌诀”中有“北芪根专门把气提，花能代茶健心脑，籽能养颜人不老”之说法。

虚弱、倦息乏力或因气血亏虚导致的疮疡溃腐、经久微腐难敛等症，可用黄芪煮水或熬制膏剂，口服；治疗体虚、产后虚弱多汗、乳汁不通或乳少，可用黄芪和人参炖鸡食用。

黄芪与人参、党参、白术、升麻、柴胡配伍，水煎服，治疗脾肺体虚、中气下陷引起的泄泻、消化不畅、脱肛、内脏下垂。黄芪与紫菀、款冬花、杏仁等祛痰止咳平喘之品配伍使用，治疗肺气虚弱引起的久咳气喘不愈、易感风寒等。治疗卫气不固、表虚自汗等，可将黄芪与牡蛎、麻黄根等收敛止汗药配伍使用。

【现代研究】黄芪能促进机体代谢，抗疲劳，促进血清和肝脏蛋白质的更新；有明显的利尿作用；有较广泛的抗菌、降血脂、抗衰老、保肝作用；能改善贫血；对血糖有双向调节作用；能兴奋呼吸；能增强和调节机体免疫功能，提高机体的抗病能力；能增强心肌收缩力。

黄　芩

【满药基原】本品为唇形科植物黄芩 *Scutellaria baicalensis* Georgi. 的干燥根。

【满文名称】[illegible]

【原 植 物】

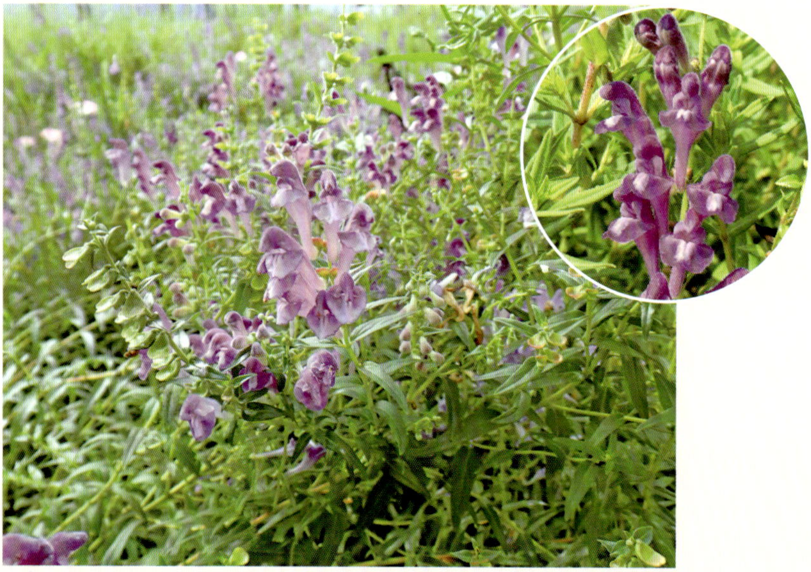

黄芩原植物

【采收加工】

一、采收

种子直播和分株繁殖的黄芩在栽后 2 ～ 3 年采收，种子育苗的黄芩在移栽后第 2 年即可采挖。秋后茎叶枯黄时，选择晴朗天气将根挖出，切忌挖断，采收根部，去掉附着的茎叶，抖落泥土，返回加工。

二、产地加工

新刨收的鲜根去掉杂质及泥沙等，晾晒半干，放于箩筐或桶中来回撞击，撞掉须根及老皮，继续晒干或烘炕全干后，再撞击至黄色。在晾晒的过程中，应避免因曝晒过度而使药材发红，同时还要防止被雨水淋湿，因受雨淋后，黄芩的根先变绿，最后发黑，影响药品质量。不要趁鲜切片，应蒸制后晾晒至四五成干后再切片，一般切制成 2mm 左右的片，否则饮片易变绿而使有效成分含量降低。

【贮　　藏】置通风干燥处，防潮。

【药材形态】本品呈圆锥形，扭曲，长 8 ～ 25cm，直径 1 ～ 3cm。表面棕黄色或深黄色，有稀疏的疣状细根痕，上部较粗糙，有扭曲的纵皱纹或不规则的网纹，下部有顺纹和细皱纹。质硬而脆，易折断。断面黄色，中心红棕色；老根中心呈枯朽状或中空，暗棕色或棕黑色。气微，微苦。

栽培品较细长，多有分枝。表面浅黄棕色，外皮紧贴，纵皱纹较细腻。断面黄色或浅黄色，略呈角质样。味微苦。

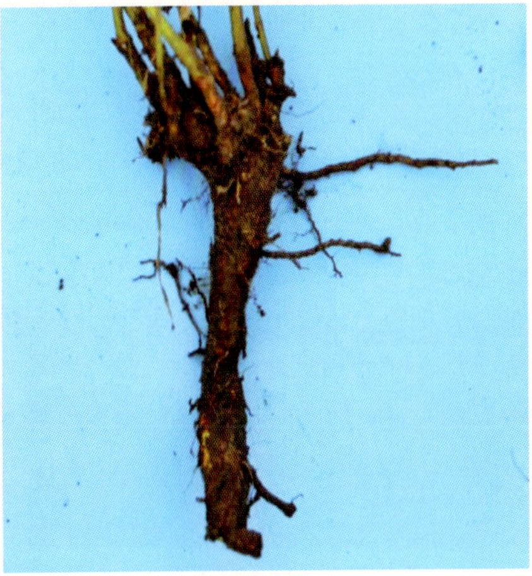

黄芩根

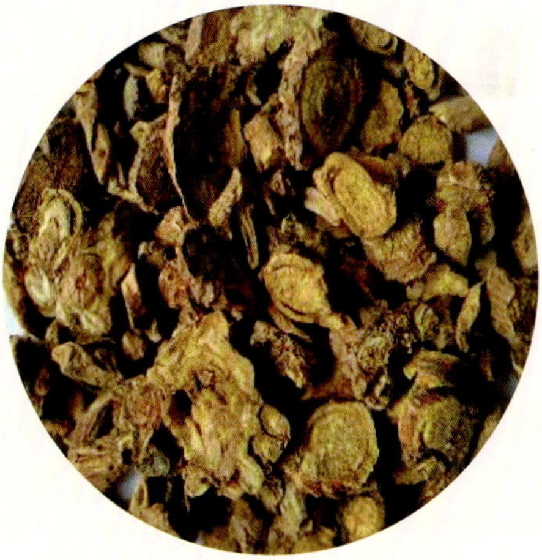

黄芩饮片

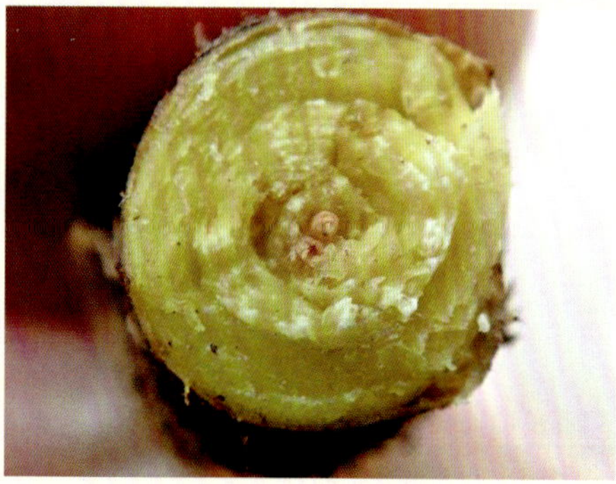

黄芩鲜根横断面

【成分含量】本品按干燥品计算，含黄芩苷（$C_{21}H_{18}O_{11}$）不得少于9.0%。

【等级规格】

黄芩：本品为唇形科植物黄芩的干燥根。

1. 条芩规格标准

一等：干货。呈圆锥形，上部皮较粗糙，有明显的网纹及扭曲的纵纹。下部皮细有顺纹或皱纹。表面深黄色或棕黄色。质坚脆。断面黄色，上端中央有黄绿色或棕褐色的枯心。气微、味苦。条长10cm以上，中部直径1cm以上。去净粗皮。无杂质、虫蛀、霉变。

二等：干货。呈圆锥形，上部皮较粗糙，有明显的网纹及扭曲的纵纹。下部皮细有顺纹。表面深黄色或棕黄色。质坚脆。断面黄色，上端中央有黄绿色或棕褐色的枯心。气微、味苦。条长4cm以上，中部直径1cm以下，但不小于0.4cm。去净粗皮。无杂质、虫蛀、霉变。

2. 枯碎芩规格标准

统货：干货。即老根多为中空的枯芩和块片碎芩、破断尾芩。表面黄色或淡黄色。质坚脆。断面黄色。气微、味苦。无粗皮、茎芦、碎渣、杂质、虫蛀、霉变。

备注：条芩即枝芩、子芩，系内部充实的新根、幼根。枯芩系枯老腐朽的老根和破头块片根。

【传统炮制】

黄芩片：除去杂质，置沸水中煮 10 分钟，取出，闷透，切薄片，干燥；或蒸半小时，取出，切薄片，干燥（注意避免曝晒）。

酒黄芩：取黄芩片，照酒炙法炒干。

【药材偏性】苦，寒。归肺、胆、脾、大肠、小肠经。

【功能主治】清热燥湿，泻火解毒，止血，安胎。用于湿温、暑湿，胸闷呕恶，湿热痞满，泻痢，黄疸，肺热咳嗽，高热烦渴，血热吐衄，痈肿疮毒，胎动不安。

【满医用药】黄芩是满族萨满早期使用的药物，满族萨满的“百草歌诀”中说：“黄芩专门清肺火。”黄芩是满族治疗肺热的首选药物，清热泻火主要用生黄芩。黄芩经过炮制后，药用功效有所不同：炒制可以降低黄芩的苦寒药性，用于安胎；酒炒可以增强黄芩清湿热的效果；黄芩炭治疗发热出血，可止血。

黄芩配伍白头翁、马齿苋等，水煎服，治疗肠炎痢疾；配伍地黄、黄柏、白术、续断、人参等，水煎服，治疗肾虚内热、胎动不安；配伍滑石、白豆蔻，治疗胸闷、恶心呕吐、身热不扬、舌苔黄腻等暑湿证；配伍黄连、干姜、半夏、通草等，水煎服，治疗痞满呕吐；配伍苦杏仁、桑白皮、苏子、半夏等，水煎服，治疗肺热咳喘多痰；配伍薄荷、栀子、大黄，水煎服，治疗外感热病、发热口渴、尿赤便秘；配伍地榆、槐花，水煎服，治疗血热便血；配伍黄连、黄柏、栀子等，水煎服，治疗痈肿疮毒。

【现代研究】黄芩具有解热降压、镇静保肝利胆、抑制肠管蠕动、降血脂、抗氧化、抗肿瘤等作用；实验研究表明，黄芩水提物能抑制前列腺素生物合成，有抗痴呆作用。

桔　梗

【满药基原】本品为桔梗科植物桔梗 *Platycodon grandiflorum*（Jacq.）A. DC. 的干燥根。

【满文名称】

【原 植 物】

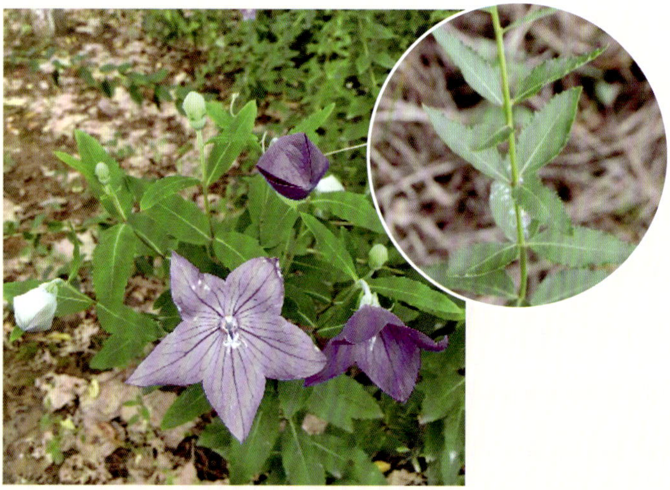

桔梗原植物

【采收加工】

一、采收

野生者秋季苗茎将枯死时采挖，栽培者 6 ～ 7 月采挖。要深挖，防止挖断主根或碰破外皮而影响桔梗药材质量。可先割去地上枯枝，再以锄头或犁翻，随后拾取根部。

二、产地加工

鲜根挖出后，去净泥土、芦头，浸水中用竹刀、木棱、瓷片等刮去栓皮，洗净。晒干或烘干。皮要趁鲜刮净，若放置时间长了，则根皮很难刮净。刮皮后应及时晒干，否则易发霉变质和生黄色水锈。刮皮时不要伤破中皮，以免内心黄水流出，影响质量。晒干时要经常翻动，使其干燥均匀，到近干时堆起来发汗 1 天，使内部水分转移至体外，再晒至全干。阴雨天可用火烘，烘至桔梗出水时出炕摊晾，待回润后再烘，反复烘至干。

【贮　　藏】置通风干燥处，防蛀。

【药材形态】本品呈圆柱形或略呈纺锤形，下部渐细，有的有分支，略扭曲，长 7 ～ 20cm，直径 0.7 ～ 2cm。表面白色、淡黄白色至黄色，不去外皮者表面黄棕色至灰棕色，具纵扭皱沟，并有横长的皮孔样斑痕及支根痕，上部有横纹。有的顶端有较短的根茎或不明显，其上有数个半月形茎痕。质脆。断面不平坦，形成层环棕色，皮部黄白色、有裂痕，木部淡黄色。气微，味微甜后苦。

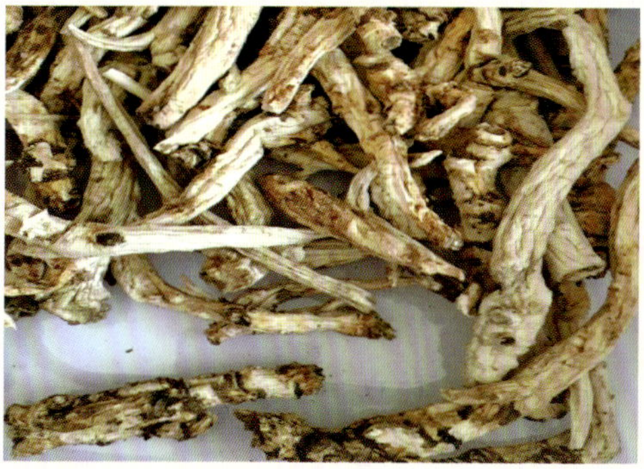

桔梗药材

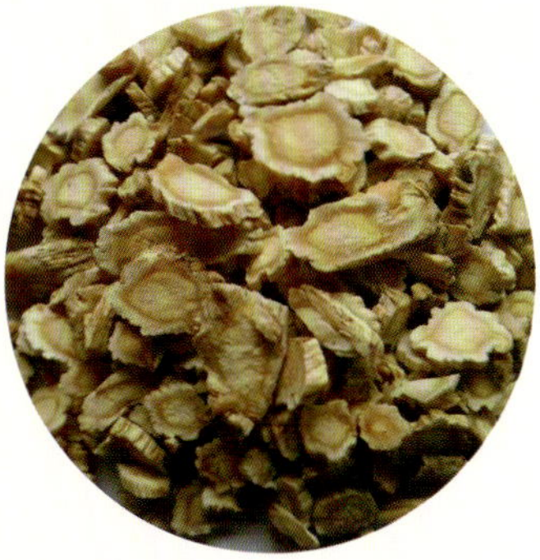

桔梗饮片

【成分含量】本品含桔梗皂苷（$C_{57}H_{92}O_{28}$）不得少于 0.10%。

【等级规格】

桔梗：本品为桔梗科植物桔梗的干燥根。

1. 南桔梗规格标准

一等：干货。呈顺直的长条形，去净粗皮及细梢。表面白色。体坚实。断面皮层白色，中间淡黄色。味甘、苦、辛。上部直径 1.4cm 以上，长 14cm 以上。无杂质、虫蛀、霉变。

二等：干货。呈顺直的长条形，去净粗皮及细梢。表面白色。体坚实。断面皮层白色，中间淡黄色。味甘、苦、辛。上部直径 1cm 以上，长 12cm 以上。无杂质、虫蛀、霉变。

三等：干货。呈顺直的长条形，去净粗皮及细梢。表面白色。体坚实。断面皮层白色，中间淡黄色。味苦。上部直径不低于 0.5cm，长度不低于 7cm。无杂质、虫蛀、霉变。

2. 北桔梗规格标准

统货：干货。呈纺锤形或圆柱形，多细长弯曲，有分枝。去净粗皮。表面白色或淡黄白色。体松泡。断面皮层白色，中间淡黄白色。味甘。大小长短不分，上部直径不低于 0.5cm。无杂质、虫蛀、霉变。

备注：①桔梗由于各产地规格等级不同，北桔梗主产于东北、华北等地。②家种桔梗须按照南桔梗标准收购。

【传统炮制】

桔梗：除去杂质，洗净，润透，切厚片，干燥。

【药材偏性】苦、辛，平。归肺经。

【功能主治】宣肺，利咽，祛痰，排脓。用于咳嗽痰多，胸闷不畅，咽痛音哑，肺痈吐脓。

【满医用药】桔梗是满族和承德地区民间食用的野菜，能治疗咳嗽痰喘。桔梗花也可食用，亦可作药物使用。桔梗是满族萨满早期使用的药物，满族萨满“百草歌诀”中说：“桔梗止咳能清肺。”桔梗是满族民间医生治疗北方常见慢性咳喘和咽喉肿痛的常用药物，也是满族人很喜爱的保健食品。东北民间百姓将采集来的新鲜桔梗用盐腌制，或将晾干后的干桔梗用水浸泡松软，制成可口的“桔梗咸菜”。至今桔梗仍是东北民间菜肴中的佳品。

桔梗、杏仁、五味子等，水煎服，治疗胸闷气短、咳喘痰多。桔梗配伍紫苏、杏仁，治疗咳嗽痰多、痰色白稀。桔梗花煮水口服，治疗咽喉肿痛。桔梗配伍鱼腥草、冬瓜仁，水煎服，治疗肺痈咳嗽、胸痛、咳痰腥臭。

【现代研究】桔梗有镇咳作用，可增强抗炎和免疫作用；桔梗粗皂苷有镇静、镇痛、解热作用，且能降血糖、降胆固醇，松弛平滑肌；桔梗皂苷有很强的溶血作用。

金银花

【满药基原】本品为忍冬科植物忍冬 *Lonicera japonica* Thumb. 的干燥花蕾或带初开的花。

【满文名称】[illegible]

【原 植 物】

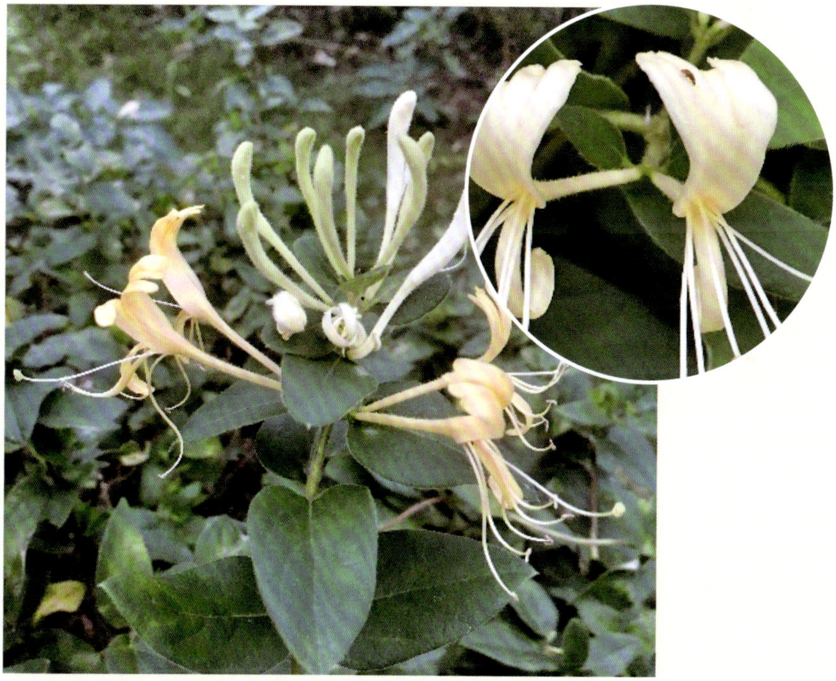

金银花原植物

【采收加工】

一、采收

一般于 5 月中下旬采摘第 1 茬花，隔 1 个多月后陆续采第 2、3、4 茬。

采收期必须在花蕾尚未开放之前。当花蕾由绿变白、上部膨大、下部为青色时，采摘的金银花称“二白花”；花蕾完全变白时采收的花称为“大白针”。一天之内，以清晨至上午9点前采收的花蕾最好。

二、产地加工

1. 日晒、晾凉法 金银花采下后应立即晾干或烘干，以当天或2天内晒干为好。当天晒干，夜间将花筐架起，留出间隙，让水分散失。初晒时不能任意翻动（尤其不可用手），以免花色变黑。

2. 烘干法 若遇到阴雨天气应及时烘干。因烘干不受外界天气影响，容易掌握火候，比晒干的成品率高，质量好。一般12～20小时可全部烘干，烘干时不能用手或其他东西翻动，否则易变黑，未干时不能停烘，停烘时会引起发热变质。

3. 炒鲜处理干燥法 把适量鲜品放入干净的热汤锅中，随即均匀地轻翻轻炒，至鲜花均匀萎蔫，取出晒干、烘干或置于通风处阴干。炒时必须严格控制火候，勿使焦碎。

4. 蒸汽处理干燥法 将鲜花疏松地放入蒸笼内，蒸3～5分钟，取出晒干或烘干。用蒸汽处理时间不宜过长，以防鲜花熟烂，改变性味。此法增加花中水分含量，要及时晒干或烘干，若是阴干，成品质量较差。

【贮　　藏】置阴凉干燥处，防潮，防蛀。

【药材形态】本品呈棒状，上粗下细，略弯曲，长2～3cm，上部直径约3mm，下部直径约1.5mm。表面浅黄绿色、黄白色或绿白色（贮久颜色渐深），密被短柔毛。偶见叶状苞片。花萼绿色，先端5裂，裂片有毛，长约2mm。开放者花冠筒状，先端二唇形；雄蕊5，附于筒壁，黄色；雌蕊1，子房无毛。气清香，味淡、微苦。

【成分含量】本品含绿原酸（$C_{16}H_{18}O_9$）不得少于1.5%，木犀草苷（$C_{21}H_{20}O_{11}$）不得少于0.050%。

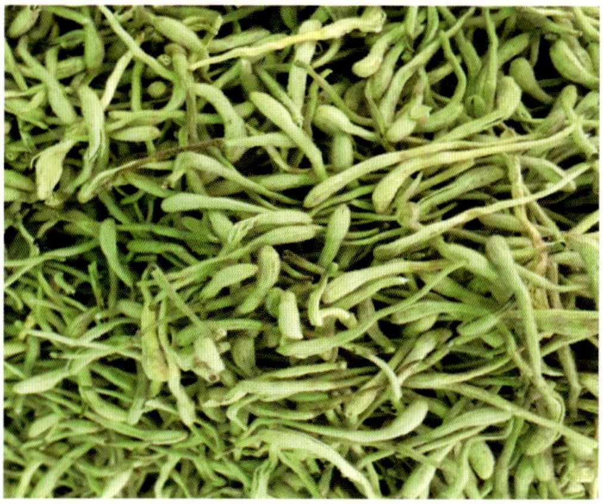

金银花药材（饮片）

【等级规格】

金银花：本品为忍冬科植物忍冬的干燥花蕾或带初开的花。

一等：干货。花蕾呈棒状，上粗下细，略弯曲。表面浅黄绿色或黄白色，花冠厚质稍硬，握之有顶手感。气清香，味甘微苦。无开放花朵，破裂花蕾及黄条不超过5%。无黑条、黑头、枝叶、杂质、虫蛀、霉变。

二等：干货。花蕾呈棒状，上粗下细，略弯曲。表面黄棕色或棕色，花冠厚质硬，握之有顶手感。气清香，味甘微苦。黑头、黄条、破裂花蕾及开放花朵不超过30%，枝叶不超过3%。无虫蛀、霉变、杂质。

【传统炮制】

金银花：取原药材，拣去残留梗、叶及杂质，筛去灰屑，干燥。

【药材偏性】甘，寒。归肺、心、胃经。

【功能主治】清热解毒，疏散风热。用于痈肿疔疮，喉痹，丹毒，热毒血痢，风热感冒，温病发热。

菊　花

【满药基原】本品为菊科植物菊 *Chrysanthemum morifolium* Ramat. 的干燥头状花序。

【满文名称】[illegible]

【原 植 物】

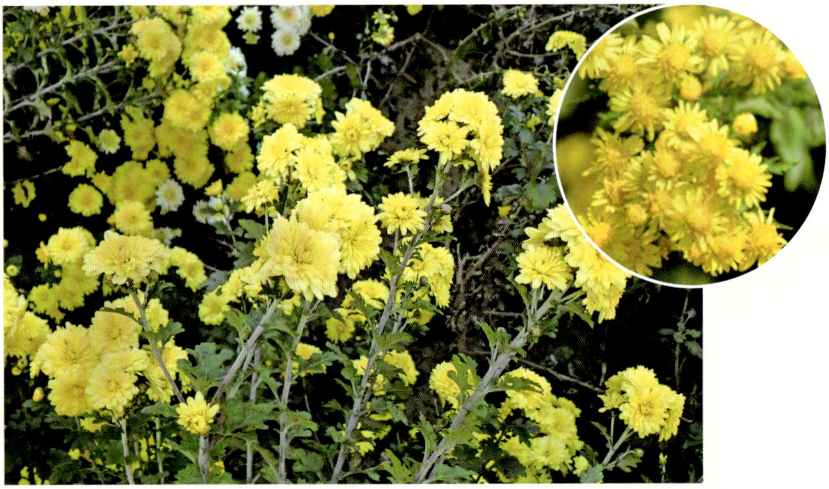

菊花原植物

【采收加工】

一、采收

菊花一般在 10 月中上旬，最好在霜降前后采收。

二、产地加工

加工菊花品种繁多，各地均有独特的传统加工方法。

1. 毫菊　将花枝折下，捆成小把，倒挂阴干后剪下花头。

2. 滁菊　摘去头状花序，晒至六成干。用筛子筛成圆球形，再晒干。

3. 贡菊 摘下头状花序，烘干。

4. 杭菊 摘下头状花序，有规则的平铺为1～2层，上笼屉蒸后，晒干。

5. 怀菊 直接将头状花序摘下，晒干。

【贮　　藏】置阴凉干燥处，密闭保存，防霉，防蛀。

【药材形态】

1. 亳菊 本品呈倒圆锥形或圆筒形，有时稍压扁呈扇形，直径1.5～3cm，离散。总苞蝶状；总苞片3～4层，卵形或椭圆形，草质，黄绿色或褐绿色，外面被柔毛，边缘膜质。花托半球形，无托片或托毛。舌状花数层，雌性，位于外围，类白色，径直，上举，纵向折缩，散生金黄色腺点；管状花多数，两性，位于中央，为舌状花所隐藏，黄色，顶端5齿裂。瘦果不发育，无冠毛。体轻，质柔润，干时松脆。气清香，味甘、微苦。

2. 滁菊 本品呈不规则球形或扁球形，直径1.5～2.5cm。舌状花类白色，不规则扭曲，内卷，边缘皱缩，有时可见淡褐色腺点；管状花大多隐藏。

3. 贡菊 本品呈扁球形或不规则球形，直径1.5～2.5cm。舌状花白色或类白色，斜升，上部反折，边缘稍内卷而皱缩，通常无腺点；管状花少，外露。

4. 杭菊 本品呈蝶形或扁球形，直径2.5～4cm，常数个相连成片。舌状花类白色或黄色，平展或微折叠，彼此粘连，通常无腺点；管状花多数，外露。

【成分含量】本品按干燥品计算，含绿原酸（$C_{16}H_{18}O_9$）不得少于0.20%，含木犀草苷（$C_{21}H_{20}O_{11}$）不得少于0.080%，含3,5-O-二咖啡酰基奎宁酸（$C_{25}H_{24}O_{12}$）不得少于0.70%。

【等级规格】

菊花：本品为菊科植物菊的干燥头状花序。

1. 亳菊规格标准

一等：干货。呈圆盘形或扁扇形。花朵大，瓣密，胞厚，不露心，花瓣长宽，白色，近基部微带红色。体轻，质柔软。气清香，味甘、微苦，无散朵、枝叶、杂质、虫蛀、霉变。

二等：干货。呈圆盘形或扁扇形。花朵中个，色微黄，近基部微带红色。气清香，味甘、微苦。无散朵、枝叶、杂质、虫蛀、霉变。

三等：干货。呈圆盘形或扁扇形。花朵小，色黄或暗。间有散朵。叶棒不超过5%。无杂质、虫蛀、霉变。

2. 滁菊规格标准

一等：干货。呈绒球状或圆形（多为头花），朵大，色粉白，花心较大，黄色。质柔。气芳香，味甘、微苦。不散瓣。无枝叶、杂质、虫蛀、霉变。

二等：干货。呈绒球状或圆形（即二水花）。色粉白。朵均匀，不散瓣。无枝叶、杂质、虫蛀、霉变。

三等：干货。呈绒球状。朵小，色次（即尾花）。间有散瓣、并条。无杂质、虫蛀、霉变。

3. 贡菊规格标准

一等：干货。花头较小，圆形，花瓣密，白色。花蒂绿色，花心小，淡黄色，均匀，不散朵，体轻，质柔软。气芳香，味甘、微苦。无枝叶、杂质、虫蛀、霉变。

二等：干货。花头较小，圆形，白色，花心淡黄色，朵欠均匀。气芳香，味甘、微苦。无枝叶、杂质、虫蛀、霉变。

三等：干货。花头小，圆形，白色，花心淡黄色，朵不均匀。气芳香，味甘、微苦。间有散瓣。无枝叶、杂质、虫蛀、霉变。

4. 药菊（怀菊、川菊、资菊）规格标准

一等：干货。呈圆形盘或扁扇形。朵大，瓣长，肥厚。花黄白色，间有淡红色或棕红色。质松而柔。气芳香，味微苦。无散朵、枝叶、杂质、虫蛀、霉变。

二等：干货。呈圆形或扁扇形。朵较瘦小，色泽较暗。味微苦。间有散朵。无杂质、虫蛀、霉变。

5. 杭白菊规格标准

一等：干货。蒸花呈压缩状。朵大，肥厚，玉白色。花心较大，黄色。气清香，味甘、微苦。无霜打花、蒲汤花、生花、枝叶、杂质、虫蛀、霉变。

二等：干货。蒸花呈压缩状。花朵小，玉白色，心黄色。气清香，味甘、微苦。间有不严重的霜打花和蒲汤花。无枝叶、杂质、虫蛀、霉变。

6. 汤菊规格标准

一等：干货。蒸花呈压缩状。朵大肥厚，色黄亮。气清香，味甘微苦。无严重的霜打花和蒲汤花，无生花、枝叶、杂质、虫蛀、霉变。

二等：干货。蒸花呈压缩状。花朵小，较瘦薄，黄色。气清香，味甘微苦。间有霜打花和蒲汤花，无黑花、枝叶、杂质、虫蛀、霉变。

备注： 菊花产区较多，花形各异，所订的规格标准，是按照花形不同结合传统名称制订的。新产区产品，符合哪个品种，即按哪个品种规格分等。

【传统炮制】

菊花：拣去杂草，阴干、生晒。

【药材偏性】 甘、苦，微寒。归肺、肝经。

【功能主治】 散风清热，平肝明目，清热解毒。用于风热感冒，头痛眩晕，目赤肿痛，眼目昏花，疮痈肿毒。

【满医用药】 菊花是辽金时期的名贵药物，也是制作宫廷御用酒和赐品菊花酒的原料。

《辽史》卷十记载："闰九月癸酉……庚辰，重九，骆驼山登高，赐群臣菊花酒。"《辽史》卷十一记载："甲戌，次黑河，以重九登高于高水南阜，祭天。赐从臣命妇菊花酒。"菊花的全草均可作药用，主要功能为清热解毒。满族民间用新鲜菊花煮水熏洗，治疗湿疹、皮肤瘙痒症，或捣烂外敷治疗蛇虫咬伤。菊花有两种，一种是黄菊花，另一种是白菊花。黄菊花常用于清热散风，白菊花常用于清肝明目。

菊花水煎服，治疗咽喉肿痛、咳嗽。菊花全草煮水，口服，治疗胃肠炎。菊花泡水，经常饮用，治疗高血压。菊花煎汁，外洗患处，治疗痈疮、湿疹。也可做菊花保健酒饮用。

【现代研究】 菊花对金黄色葡萄球菌、白喉杆菌、痢疾杆菌、流感病毒、疱疹病毒以及钩端螺旋体有抑制作用，有抗病原微生物、抗炎、降血压的作用。

苦　参

【满药基原】本品为豆科植物苦参 *Sophora flavescens* Ait. 的干燥根。

【满文名称】[illegible]

【原 植 物】

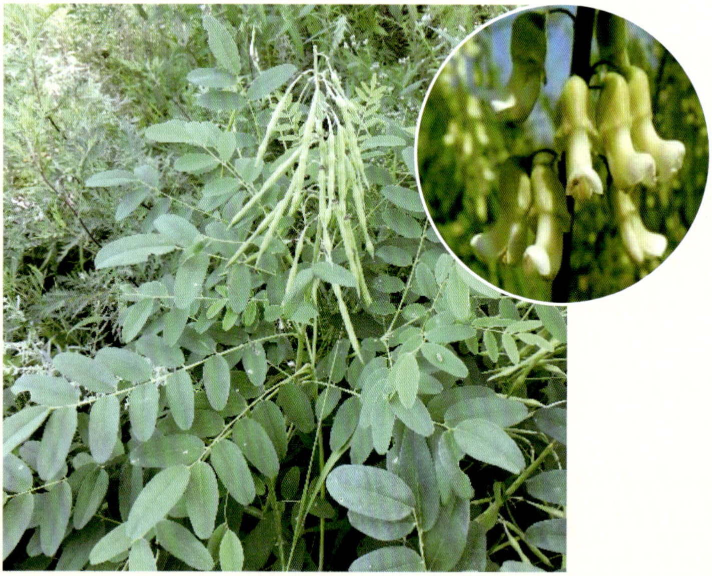

苦参原植物

【采收加工】

一、采收

播种 2 ～ 3 年后的 8 ～ 9 月茎叶枯萎后，或 3 ～ 4 月出苗前采挖根部。因为根扎得深，所以应深挖，注意不要挖断，也可以用深犁翻收。

二、产地加工

将收回的苦参根，根据根条的长短分别晾晒，除去芦头和须根，洗净泥沙，晒干或烘干即成。切记不要趁鲜切片，由于饮片直径较大，趁鲜切片晒干后容易造成片心脱落。加工时应及时更换刀片或磨刀，否则造成连片，价值降低。

【贮　　藏】置干燥处。

【药材形态】本品呈长圆柱形，下部常分枝，长 10 ～ 30cm，直径 1.0 ～ 6.5cm。表面灰棕色或棕黄色，具纵皱纹和横长皮孔样突起，外皮薄、多破裂反卷、易剥落，剥落处显黄色、光滑。质硬，不易折断，断面纤维性。切片厚 3 ～ 6cm。切面黄白色，呈放射状纹理和裂隙，有的具异性维管束呈同心性环列或不规则散在。气微，味极苦。

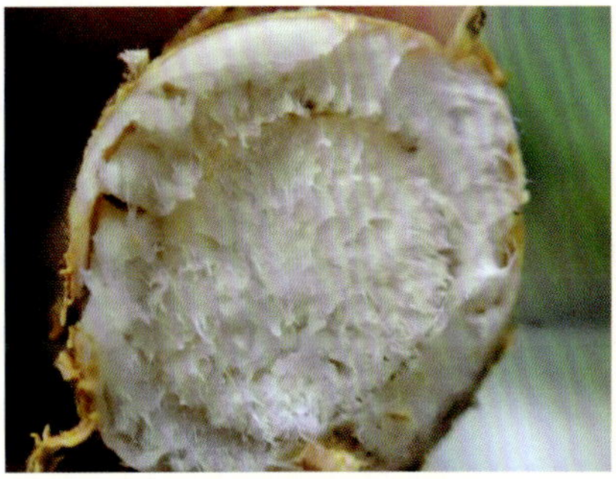

苦参鲜根横断面

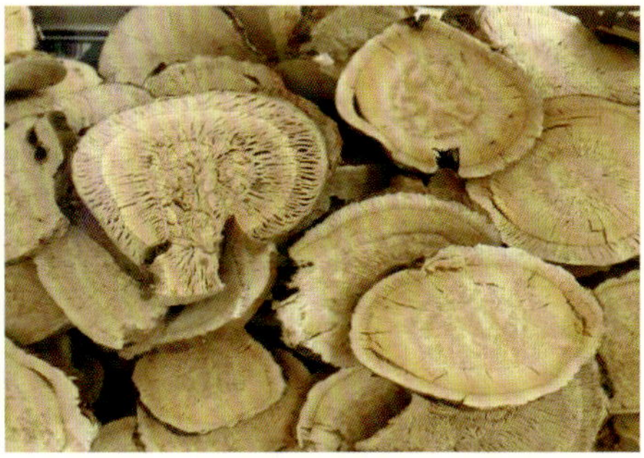

苦参饮片

【成分含量】本品含苦参碱（$C_{15}H_{24}N_2O$）和氧化苦参碱（$C_{15}H_{24}N_2O_2$）的总量不得少于 1.2%。

【等级规格】

苦参：本品为豆科植物苦参的干燥根。

统货：干货。符合苦参性状特征，且少破碎。无杂质、虫蛀、霉变。

【传统炮制】

苦参：除去残留根头，大小分开，洗净，浸泡至约六成透时，润透，切厚片，干燥。

【药材偏性】苦，寒。归心、肝、胃、大肠、膀胱经。

【功能主治】清热燥湿，杀虫，利尿。用于热痢，便血，黄疸尿闭，赤白带下，阴肿阴痒，湿疹，湿疮，皮肤瘙痒，疥癣麻风；外用治疗滴虫性阴道炎。

【满医用药】苦参煮水，擦洗，治疗皮肤瘙痒。苦参水煎服，或配伍龙胆草、木香等，治疗湿热泻痢、便血、黄疸。苦参配伍蛇床子、鹤虱，水煎服，治疗湿热带下。苦参配伍皂角、荆芥，水煎服，治疗湿疹湿疮。苦参配伍防风、蝉蜕、荆芥，水煎服，治疗风疹瘙痒。苦参配伍石韦、车前子、栀子等，水煎服，治疗小便不利、灼热涩痛等症。

外用苦参、黄柏、蛇床子，煎水熏洗，治疗湿疹、风疹；用苦参、花椒煮汤，外搽，治疗皮肤瘙痒；将苦参、硫黄、枯矾研细末，用香油调和，外涂患处，治疗疥癣。

【现代研究】苦参煎剂对消化道各种细菌均有抑制作用，对多种皮肤真菌也有抑制作用。可以治疗急性黄疸性肝炎、细菌性痢疾、慢性溃疡性结肠炎、扁桃体炎、妇科炎症、神经性皮炎、湿疹、烫伤、尿路感染、心律失常。

苦杏仁

【满药基原】 本品为蔷薇科植物山杏 *Prunus armeniaca* L. var. *ansu*. Maxim.、西伯利亚杏 *Prunus sibirica* L.、东北杏 *Prunus mandshurica*（Maxim.）Koehne 或杏 *Prunus armeniaca* L. 的干燥成熟种子。

【满文名称】

【原 植 物】

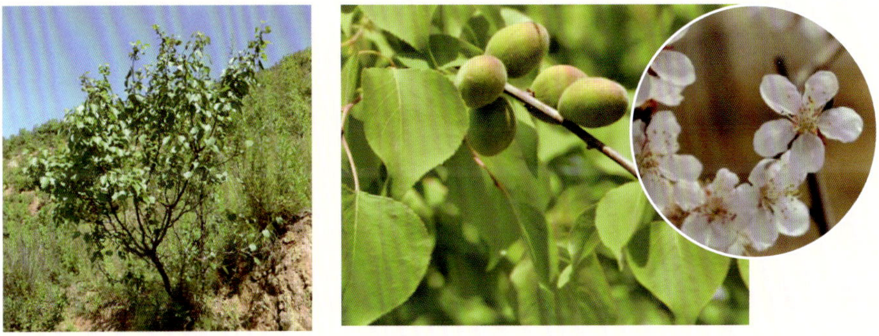

山杏原植物

【采收加工】 夏季果实成熟后采收，除去果肉后，收集果核，破壳取仁即得。

【贮　　藏】 置阴凉干燥处，防蛀。

【药材形态】 本品呈扁心形，长 1 ～ 1.9cm，宽 0.8 ～ 1.5cm，厚 0.5 ～ 0.8cm。表面黄棕色至深棕色。一端尖，另一端钝圆、肥厚，左右不多称，尖端一侧有短线形种脐，圆端合点处向上具多数深棕色的脉纹。种皮薄，子叶 2，乳白色，富油性。气微，味苦。

【成分含量】 本品含苦杏仁苷（$C_{20}H_{27}NO_{11}$）不得少于 3.0%。

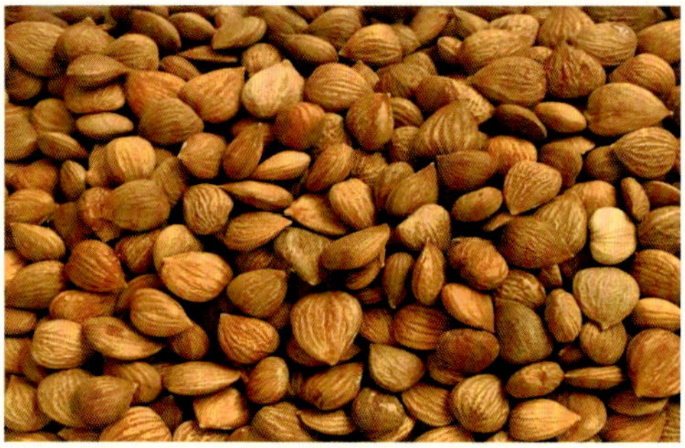

苦杏仁药材

【等级规格】

苦杏仁：本品为蔷薇科植物山杏、西伯利亚杏、东北杏或杏的干燥成熟种子。

统货：干货。符合苦杏仁性状特征，核壳不超过3%，破碎仁不超过10%。无杂质、虫蛀、霉变。

【传统炮制】

苦杏仁：用时捣碎。

炒苦杏仁：取苦杏仁，照清炒法炒至黄色，用时捣碎。

【药材偏性】苦，微温；有小毒。归肺、大肠经。

【功能主治】降气止咳平喘，润肠通便。用于咳嗽气喘，胸满痰多，肠燥便秘。

【满医用药】满族民间用杏仁水煎服，治疗咳嗽、咳痰、慢性咽炎。将杏仁捣烂外用，治疗皮肤病。

杏仁、五味子加入冰糖，水煎服，治疗慢性咳喘。杏仁配伍麻黄、甘草，水煎服，治疗风寒咳喘、胸闷气逆。杏仁配伍桑叶、菊花、贝母、沙参，水煎服，治疗肺热咳喘。治疗肠燥便秘，用杏仁配伍柏子仁、郁李仁，共同捣烂冲服。

杏仁焙制后捣细，用香油调和，外涂患处，治疗脓疮、黄水疮。杏仁醋煮，取煎液涂擦足部，治疗足癣。

【现代研究】杏仁有镇咳平喘的作用，其所含蛋白质成分有明显的抗炎及镇痛作用。用杏仁治疗上消化道溃疡，有一定效果。

款冬花

【满药基原】本品为菊科植物款冬 *Tussilago farfara* L. 的干燥花蕾。

【满文名称】[illegible]

【原 植 物】

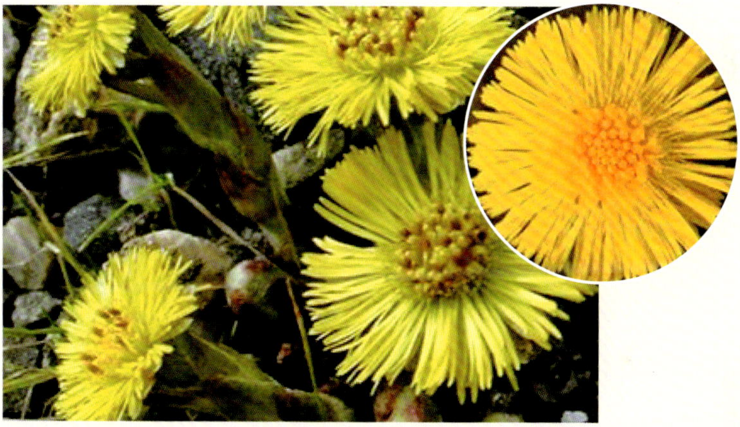

款冬花

【采收加工】

一、采收

栽种当年的 10 月下旬至 11 月上旬采收。当花蕾尚未出土、苞片成紫色时及时采摘。若过早采摘，花蕾还在土中，不易发现；若过晚采摘，则花蕾出土开放，严重影响品质。采摘时，从茎基与花梗一起摘下花蕾。有的地方刨出全部根茎，仔细摘下花蕾。将摘下的花蕾放在筐中，避免重压，忌用水浇。采蕾后的根茎栽回原穴，第二年继续采收。

二、产地加工

将采摘的花蕾及时薄摊在晒席上，放阴凉通风干燥处，经 3 ～ 4 天晾干水汽，然后用木板轻轻搓压，剔出杂质，筛去泥土，再晾至全干。若遇到阴雨天气，可以用无烟炭火烘烤，温度控制在50℃左右。注意：烘干时摊花不能太厚，时间不能太久，不能用手抓花，少翻动，否则影响质量。室外晾时忌雨淋露浸，以免花蕾颜色变黑，降低质量。

【贮　　藏】置干燥处，防潮，防蛀。

【药材形态】本品呈长圆棒状，单生或2～3个基部连生，长1～2.5cm，直径0.5～1cm。上端较粗，下端渐细或带有短梗，外面被有多数鱼鳞状苞片。苞片外表面紫红色或淡红色，内表面密被白色絮状茸毛。体轻，撕开后可见白色茸毛。气香，味微苦而辛。

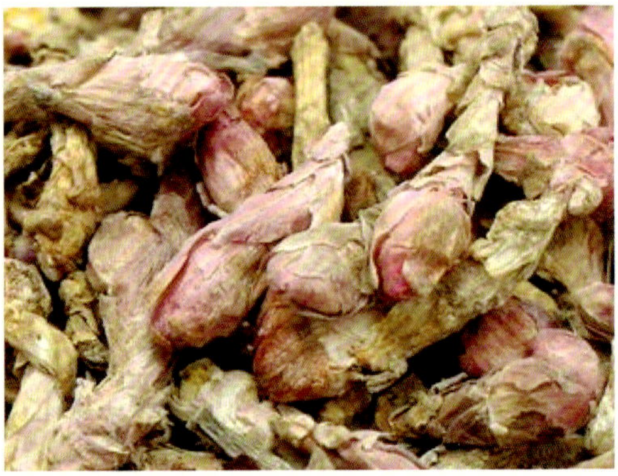

款冬花药材

【成分含量】本品按干燥品计算，含款冬酮（$C_{23}H_{34}O_5$）不得少于0.070%。

【等级规格】

款冬花：本品为菊科植物款冬的干燥花蕾。

一等：干货。呈长圆形，单生或2～3个基部连生，苞片呈鱼鳞状，花蕾肥大，个头均匀，色泽鲜艳。表面紫红色或粉红色。体轻，撕开可见絮状毛茸。气微香，味微苦。黑头不超过3%。花柄长不超过0.5cm。无开头、枝杆、杂质、虫蛀、霉变。

二等：干货。呈长圆形，苞片呈鱼鳞状，个头瘦小，不均匀。表面紫褐色或暗紫色，间有绿白色。体轻，撕开可见絮状毛茸。气微香，味微苦。开头、黑头不超过 10%。花柄长不超过 1cm。无枝杆、杂质、虫蛀、霉变。

备注：款冬花采集加工不善，极易变质，产地应向农民宣传指导，注意保质。

【传统炮制】

款冬花：除去杂质及残梗。

蜜款冬花：取净款冬花，照蜜炙法用蜜水炒至不黏手。

【药材偏性】辛、微苦，温。归肺经。

【功能主治】润肺下气，止咳化痰。用于新久咳嗽，喘咳痰多，劳嗽咯血。

连 翘

【满药基原】本品为木犀科植物连翘 *Forsythia suspensa*（Thunb.）Vahl. 的干燥果实。

【满文名称】

【原 植 物】

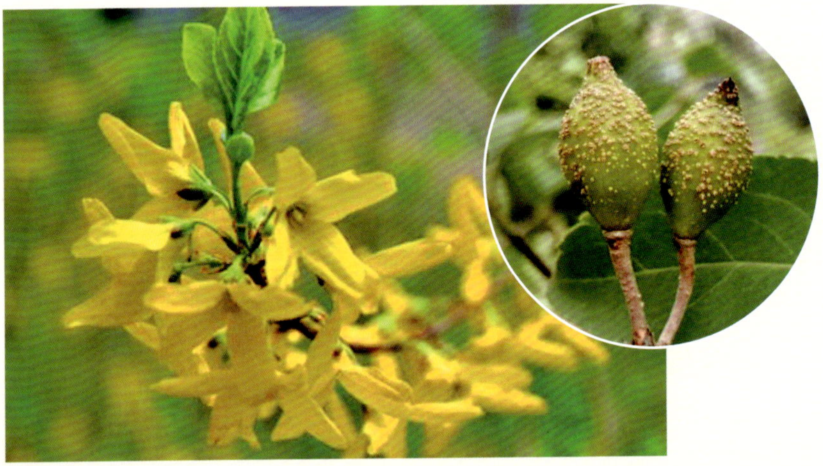

连翘原植物

【采收加工】

一、采收

定植 2 ～ 3 年开花结果。9 月上旬采摘尚未完全成熟的青色果实或者 10 月上旬采收熟透但未开裂的黄色果实。

二、产地加工

将采回的果实晒干，除去杂质，筛去种子，再晒至全干即成，分为青翘、黄翘、连翘芯三种。青翘为 9 月上旬前采收的未成熟的青色果实，用沸水煮片刻或蒸笼蒸半小时，取出，晒干即成。黄翘为10月上旬采收的熟透的黄色果实，晒干即成。连翘芯为果壳内种子，筛出晒干即可。

【贮　　藏】置于通风、避光、干燥处。

【药材形态】本品呈长卵形至卵形，稍扁，长1.5～2.5cm，直径0.5～1.3cm。表面有不规则的纵皱纹和多数突起的小斑点，两面各有1条明显的纵沟。顶端锐尖，基部有小果梗或已脱落。青翘多不开裂，表面绿褐色，突起的灰白色小斑点较少；质硬；种子多数，黄绿色，细长，一侧有翅。老翘自顶端开裂或裂成两瓣，表面黄棕色或红棕色，内表面多为浅黄棕色，平滑，具一纵隔；质脆；种子棕色，多已脱落。气微香，味苦。

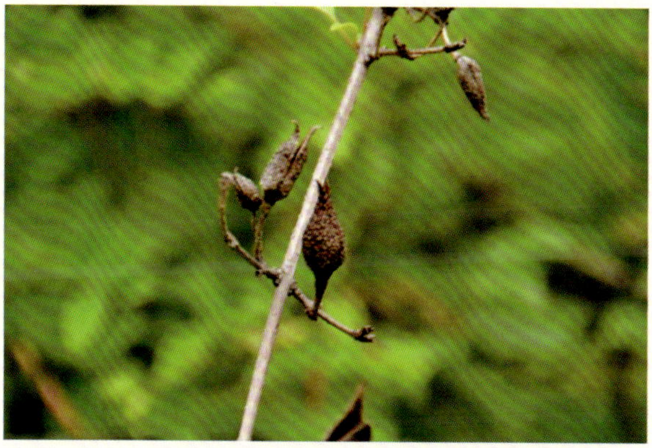

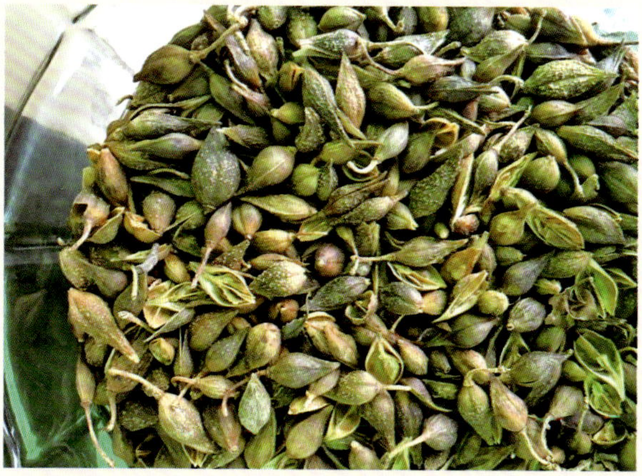

连翘药材

【成分含量】本品含连翘苷（$C_{27}H_{34}O_{11}$）不得少于0.15%，含连翘酯苷A（$C_{29}H_{36}O_{15}$）不得少于0.25%。

【等级规格】

连翘：本品为木犀科植物连翘的干燥果实。

1. 青翘的规格标准

统货：干货。呈长卵形或卵形，两端狭长，多不开裂。表面青绿色或绿褐色，有2条纵沟。质坚硬。气芳香，味苦。间有残留果柄。无枝叶及枯翘、杂质、霉变。

2. 黄翘的规格标准

统货：干货。呈长卵形或卵形，两端狭尖，多分裂为两瓣。表面有1条明显的纵沟和不规则的纵皱纹及凸起小斑点，间有残留果柄。表面棕黄色，内面浅黄棕色，平滑，内有纵隔。质坚脆。种子多已脱落。气微香，味苦。无枝梗、种子、杂质、霉变。

备注：青翘只在山西省采收供应。黄翘产于河南、陕西等地，应防止抢青采收。

【传统炮制】

连翘：除去杂质、晒干。

【药材偏性】苦，微寒。归肺、心、小肠经。

【功能主治】清热解毒，消肿散结，疏散风热。用于痈疽，瘰疬，乳痈，丹毒，风热感冒，温病初起，温热入营，高热烦渴，神昏发斑，热淋涩痛。

南沙参

【满药基原】本品为桔梗科植物轮叶沙参 *Adenophora tetraphylla* (Thunb.) Fisch. 或沙参 *Adenophora sricta* Miq. 的干燥根。

【满文名称】[illegible]

【原 植 物】

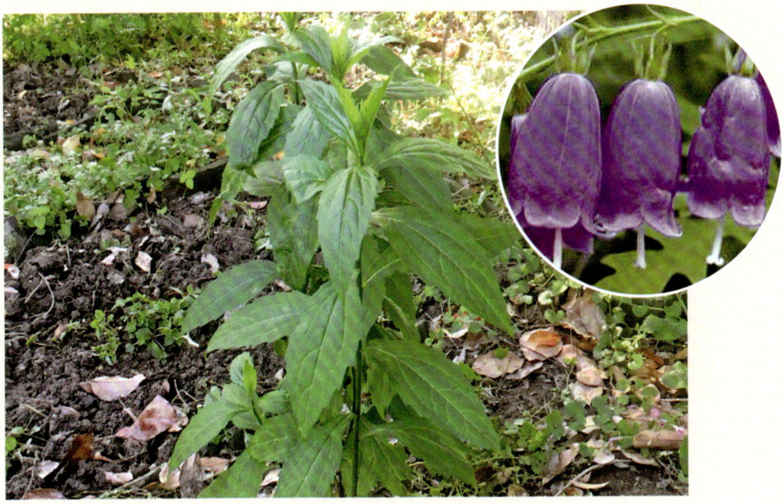

南沙参原植物

【采收加工】

一、采收

一般种植 2 年后可采收，有些地方种植 1 年也可采收。春参（二年生参）在第 3 年的 7 月收获；秋参（一年生参）在第 2 年的 9 月收获。以秋参为好。秋季，当地上部分茎叶干枯时采挖，在现墒的一侧挖一深沟，露出根条，用手拔除，除去参叶，抖去泥土，放于阴凉处。

二、产地加工

采挖后，除去残枝和须根，洗净泥土，趁鲜用竹刀刮去外皮，再用水洗净，晒干或烘干。

【贮　　藏】置通风干燥处，防蛀。

【药材形态】本品呈圆锥形或圆柱形，略弯曲，长 7 ～ 27cm，直径 0.8 ～ 3cm。表面黄白色或淡棕黄色，凹陷处常有残留粗皮，上部多有深陷横纹，呈断续的环状，下部有纵纹和纵沟，顶端具 1 个或 2 个根茎。体轻。质松泡，易折断。断面不平坦，黄白色，多裂隙。气微，味微甘。

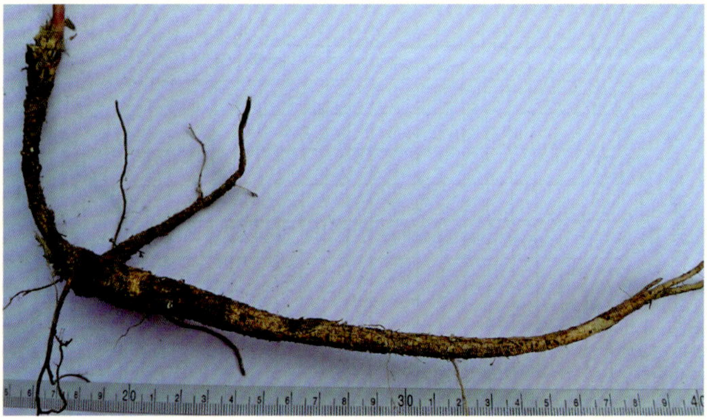

南沙参根

【等级规格】

南沙参：本品为桔梗科植物轮叶沙参或沙参的干燥根。

规格：统货。本品符合南沙参的性状特征，且少破碎。无杂质、虫蛀、霉变。

以身干、色白、肥粗、条长均匀者为佳。

【传统炮制】

南沙参：除去根茎，洗净，润透，切厚片，干燥。

【药材偏性】甘，微寒。归肺、胃经。

【功能主治】养阴清肺，益胃生津，化痰，益气。用于肺热燥咳，阴虚劳嗽，干咳痰黏，胃阴不足，食少呕吐，气阴不足，烦热口干。

牛　膝

【满药基原】本品为苋科植物牛膝 *Achyranthes bidentata* Bl. 的干燥根。

【满文名称】[illegible]

【原 植 物】

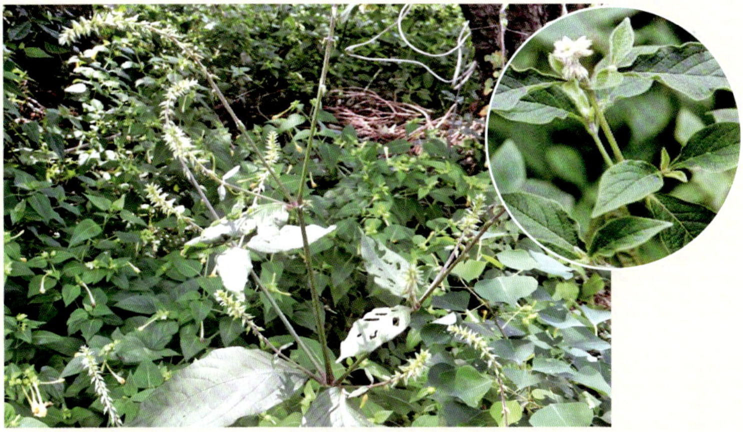

牛膝原植物

【采收加工】

一、采收

传统认为，牛膝收获期以下霜后封冻前最好。南方在 11 月下旬至 12 月中旬收获，北方在 10 月中旬至 11 月上旬收获，过早则根不壮实、产量低，过晚易木质化或受冻而影响质量。采挖前浇水一次，然后松土采收。收获时，从畦的一端开槽，槽深 1 ～ 1.5m，用铁锹先剔出主根所在地，再一层层向下挖，挖掘时要轻、慢、细，注意不要挖断根条。

文献显示，测定不同采收期牛膝茎叶中蜕皮激素的含量，结果以 8 ～ 9 月份采收者含量最高，因此要想获得蜕皮激素含量高的怀牛膝，其最佳采收期为 8 ～ 9 月。但也有报道显示，测定不同时期牛膝根中甾酮含量，以 11 月中旬其根中的甾酮含量最高，而地上部分的蜕皮激素含量则降至最低，因此要想获得甾酮含量最高的牛膝最佳采收期为 11 月中旬。

二、产地加工

挖回的牛膝先不洗涤，抖去泥沙，除去毛须、侧根。然后理直根条，每 10 根扎成一把，曝晒。应早晒晚收，因新鲜牛膝受冻或淋雨会变紫发黑，影响品质。晒至八九成干时取回，堆积于通风干燥的室内，盖上草席，使其“发汗”，2 天后再取出，晒至全干，切去芦头，即成“毛牛膝”。去除杂质，然后分级捆成小把，即成商品。

【贮　　藏】置阴凉干燥处，防潮。

【药材形态】本品呈细长圆柱形，挺直或稍弯曲，长 15 ～ 70cm，直径 0.4 ～ 1cm。表面灰黄色或淡棕色，有微扭曲的细纵皱纹、排列稀疏的侧根痕和横长皮孔样的突起。质硬脆，易折断，受潮后变软。断面平坦，淡棕色，略呈角质样而油润，中心维管束木质部较大，黄白色，其外周散在有多数黄白色点状维管束，断续排列成 2 ～ 4 轮。气微，味微甜而稍苦涩。

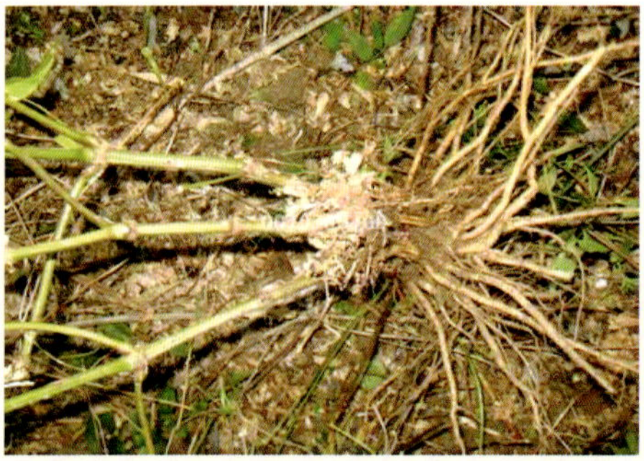

牛膝根

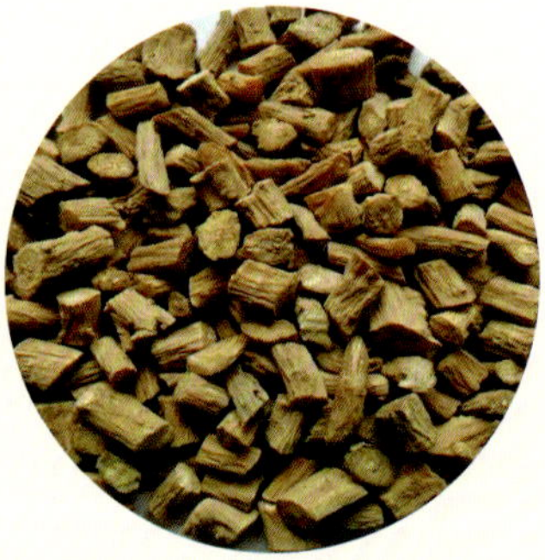

牛膝饮片

【成分含量】本品按干燥品计算，含 β－脱皮甾醇（$C_{27}H_{44}O_7$）不得少于 0.030%。

【等级规格】

牛膝：本品为苋科植物牛膝的干燥根。

一等（头肥）：干货。呈长条圆柱形。内外黄白色或浅棕色。味淡微甜。中部直径 0.6cm 以上。长 50cm 以上。根条均匀。无冻条、油条、破条、杂质、虫蛀、霉变。

二等（二肥）：干货。呈长条圆柱形。内外黄白色或浅棕色。味淡微甜。中部直径 0.4cm 以上。长 35cm 以上。根条均匀。无冻条、油条、破条、杂质、虫蛀、霉变。

三等（平条）：干货。呈长条圆柱形。内外黄白色或浅棕色。味淡微甜。中部直径 0.4cm 以下，但不小于 0.2cm。长短不分。间有冻条、油条、破条。无杂质、虫蛀、霉变。

【传统炮制】

牛膝：除去杂质，洗净，润透，除去残留芦头，切段，干燥。

酒牛膝：取净牛膝段，照酒炙法炒干。

【药材偏性】苦、甘、酸，平。归肺、肾经。

【功能主治】逐瘀通经，补肝肾，强筋骨，利尿通淋，引血下行。用于经闭，痛经，腰膝酸痛，筋骨无力，淋证，水肿，头痛，眩晕，牙痛，口疮，吐血，衄血。

【满医用药】牛膝是满族萨满早期使用的药物之一，满族萨满的“百草歌诀”中说：“牛膝专把腰眼治。”承德满族民间把牛膝作为治疗腰酸腿痛的首选药物。牛膝有引血下行和利水通淋的作用，因此牛膝常被作为治疗下肢疾患的引经药。月经过多者和孕妇应慎用牛膝。

牛膝单味药泡酒，或配伍杜仲、续断、补骨脂、独活、桑寄生等泡酒饮用，治疗腰膝酸痛。牛膝水煎服，治疗妇女经行腹部刺痛、经血色暗量少等症。用牛膝配伍泽泻、车前子等，水煎服，治疗水肿和小便不利等症。治疗跌打损伤，常用牛膝配伍活血化瘀药，水煎服。

【现代研究】牛膝具有抗炎镇痛作用，能提高机体免疫功能，明显降低血糖。牛膝总皂苷对子宫平滑肌有明显的兴奋作用。牛膝苯提取物有抗生育、抗着床及抗早孕的作用。

桑

【满药基原】本品为桑科植物桑 *Morus alba* L. 的干燥根皮、果实、叶、嫩枝。

【满文名称】ᠨᡳᠮᠠᠯᠠᠨ

【原 植 物】

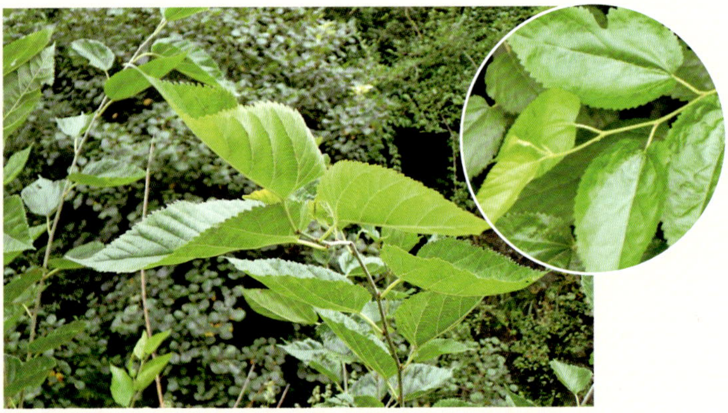

桑原植物

【采收加工】

一、采收

桑叶秋后霜降后采收。桑枝在枝叶旺盛时采收。桑椹在果实成熟后采收。桑白皮在春秋季挖取部分侧根。

二、产地加工

桑椹、桑叶、桑枝采收后晒干或低温烘干，桑白皮采收后趁鲜刮去黄棕色的栓皮，纵向剖开，用木槌轻击，使皮部和木心分离，取出白色的内皮晒干。

【贮　　藏】桑的产品均应放在通风干燥处，防潮，防蛀。

【药材形态】

桑叶：本品多皱缩、破碎。完整者有柄，叶片展平后呈卵圆形或宽卵形，长 8 ～ 15cm，宽 7 ～ 13cm。先端渐尖，基部截形、圆形或心形，边缘有锯齿或钝锯齿，有的不规则分裂。上表面黄绿色或浅黄棕色，有的有小疣状突起；下表面颜色稍浅，叶脉突出，小脉网状，脉上被疏毛，脉基具簇毛。质脆。气微，味淡、微苦涩。

桑枝：本品长圆柱形，少有分枝，长短不一，直径 0.5 ～ 1.5cm。表面灰黄色或黄褐色，有多数黄褐色点状皮孔及细纵纹，并有灰白色略呈半圆形的叶痕和黄棕色的腋芽。质坚韧，不易折断，断面纤维性。切片厚 0.2 ～ 0.5cm，皮部较薄，木部黄白色，放射状纹理，髓部白色或黄白色。气微，味淡。

桑白皮：本品呈扭曲的卷筒状、槽状或板片状，长短宽窄不一，厚 1 ～ 4mm。外表面白色或淡黄白色，较平坦，有的残留橙黄色或棕黄色鳞片状粗皮；内表面黄白色或灰白色，有细纵纹。体轻，质韧，纤维性强，难折断，易纵向撕裂，撕裂时有粉尘飞扬。气微，味微甘。

桑椹：本品为聚花果，由多数小瘦果集合而成，呈长圆形，长 1 ～ 2cm，直径 0.5 ～ 0.8cm。黄棕色、棕红色或暗紫色，有短果序梗。小瘦果卵圆形，稍扁，长约 2mm，宽约 1mm，外具肉质花被片 4 枚。气微，味微酸而甜。

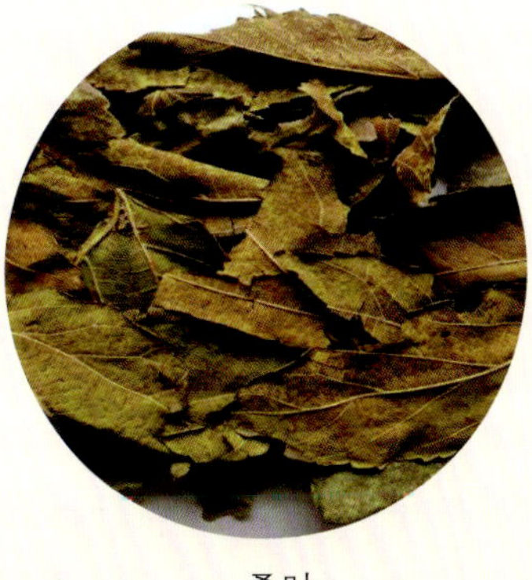

桑叶

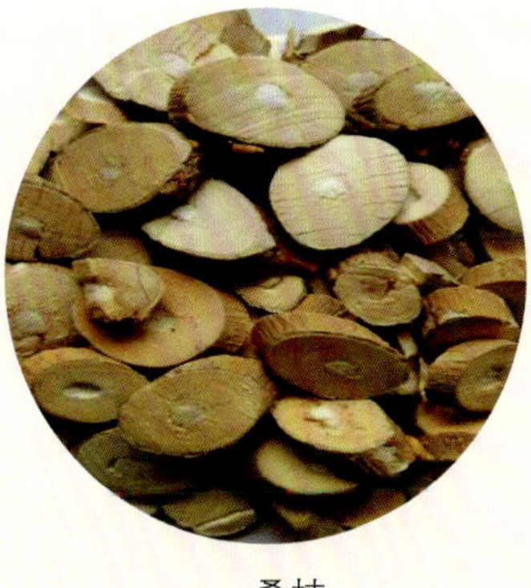

桑枝

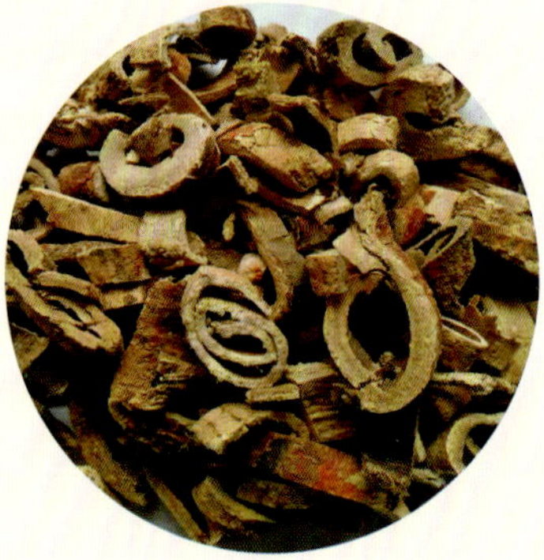
桑白皮

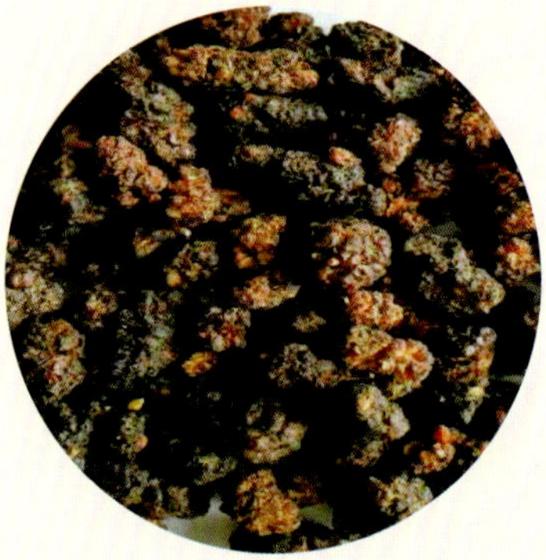
桑椹

【成分含量】桑叶：本品按干燥品计算，含芦丁（$C_{27}H_{30}O_{16}$）不得少于0.10%。

【等级规格】

1. 桑叶　本品为桑科植物桑的干燥叶。

规格：统货。以叶大、叶厚、筋脉突出、黄绿色握之刺手者为佳。

2. 桑枝　本品为桑科植物桑的干燥嫩枝。

规格：统货。呈长圆柱形，长短不一，直径0.5～1.5cm。外表面灰黄色或黄褐色，有许多黄褐色点状皮孔及细纵纹。质坚，不易折断。皮部较薄，木部黄白色，放射状纹理，髓部白色或黄白色。以身干、质嫩、断面黄白色为佳。

3. 桑白皮　本品为桑科植物桑的干燥根皮。

规格：统货。呈扭曲的卷筒状、槽状或板片状，长短宽窄不一，外表面白色或淡黄白色，较平坦，有的残留橙黄色或棕黄色鳞片状粗皮。内表面黄白色或灰黄色，有细纵纹。质韧，纤维性强，难折断，易纵向撕裂，撕裂时有粉尘飞扬。以纯根皮、色白、皮厚、质柔韧、无粗皮者为佳。

4. 桑椹　本品为桑科植物桑的干燥果实。

规格：统货。符合桑椹的性状特征。以个大、色暗紫、质油润、肉厚者为佳。

【传统炮制】

桑叶：除去杂质，搓碎，去柄，筛去灰屑。

桑白皮：洗净，稍润，切丝，干燥。

蜜桑白皮：取桑白皮丝，照蜜炙法炒至不粘手。

桑枝：洗净，润透，切厚片，晒干。

炒桑枝：取桑枝片，照清炒法炒至微黄色。

【药材偏性】

桑叶：甘、苦，寒。归肺、肝经。

桑枝：微苦，平。归肝经。

桑白皮：甘，寒。归肺经。

桑椹：甘、酸，寒。归心、肝、肾经。

【功能主治】

桑叶：疏散风热，清肺润燥，清肝明目。用于风热感冒，肺热燥咳，头晕头痛，目赤昏花。

桑白皮：泻肺平喘，利水消肿。用于肺热喘咳，水肿胀满，尿少，面目肌肤浮肿。

桑枝：祛风湿，利关节。用于风湿痹证，肩臂、关节酸痛麻木。

桑椹：滋阴补血，生津润燥。用于肝肾阴虚，眩晕耳鸣，心悸失眠，须发早白，津伤口渴，内热消渴，肠燥便秘。

沙　棘

【满药基原】本品为胡颓子科植物沙棘 *Hippophae rhamnoides* Linn. 的干燥果实及根茎。

【满文名称】[illegible]

【原 植 物】

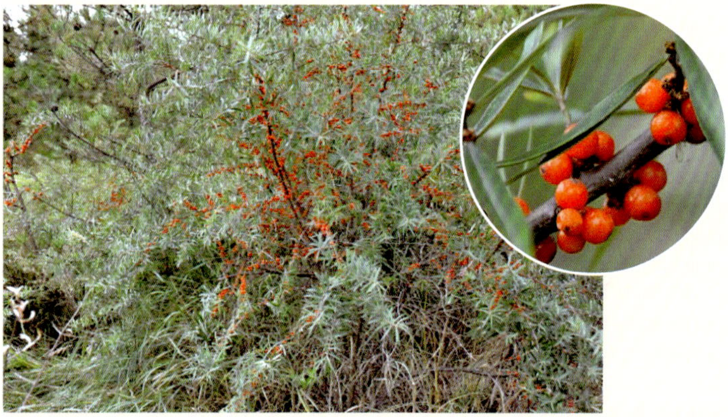

沙棘原植物

【采收加工】

一、采收

9 月中旬到 10 月底采收，采收过程中注意不要将果实挤碎，可采取冷冻敲落的办法采收。

二、产地加工

直接干燥或蒸后干燥，也可采取低温烘干（60℃烘干 3 小时）。

【贮　　藏】置于通风干燥处，防霉，防蛀。

【药材形态】本品呈类球形或扁球形，有的数个粘连，单个直径 5～8mm。

表面橙黄色或红棕色，皱缩，顶端有残存花柱，基部具短小果梗或果梗痕。果肉油润，质柔软。种子斜卵形，长约 4mm，宽约 2mm；表面褐色，有光泽，中间有一条纵沟；种皮较硬，种仁乳白色，有油性。气微，味酸、涩。

【成分含量】本品按干燥品计算，含黄酮以芦丁（$C_{27}H_{30}O_{16}$）计，不得少于 1.5%；按干燥品计算，含异鼠李素（$C_{16}H_{12}O_{7}$）不得少于 0.10%。

【等级规格】

沙棘：本品系蒙古族、藏族习用药材。为胡颓子科沙棘属植物沙棘的干燥成熟果实。

规格：统货，呈类球形或扁球形，有的数个粘连，表面橙黄色或红棕色，皱缩，顶端有残存花柱，基部具短小果梗或果梗痕。果肉油润，质柔软。种子斜卵形，表面褐色，有光泽，中间有一条纵沟；种皮较硬，种仁乳白色，有油性。气微，味酸、涩。无杂质、虫蛀、霉变。

【传统炮制】

沙棘：除去杂质，晒干。

【药材偏性】酸、涩，温。归脾、胃、肺、心经。

【功能主治】健脾消食，止咳祛痰，活血散瘀。用于脾虚食少，食积腹痛，咳嗽痰多，胸痹心痛，瘀血经闭，跌扑瘀肿。

山　药

【满药基原】本品为薯蓣科植物薯蓣 *Dioscorea opposite* Thunb. 的干燥根茎。

【原 植 物】

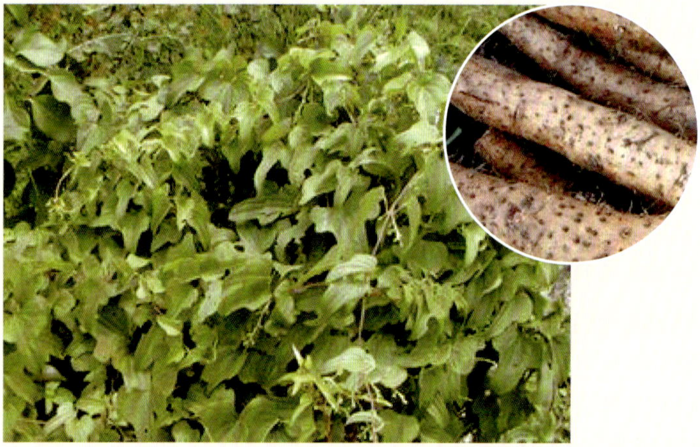

薯蓣原植物

【采收加工】

一、采收

每年霜降后，植株叶变黄、干枯时采挖。先除去地上茎叶，收集散落山药蛋。从土地的一端开始，顺行挖 45 ～ 60cm 的深沟，顺次将山药小心挖出，防止损伤，除去泥土，折断 9 ～ 15cm 的芦头部分，储藏作栽种用。

二、产地加工

加工品分为毛山药和光山药。

1. 毛山药　将山药放置在清水中浸泡 2 ～ 4 小时，洗净泥土，用竹片刮去外皮，放在篓子内，闷压，倒篓（药材上下放置位置互换，每天 1 ～ 2 次）3 ～ 7 天，直至山药水分外渗、通体绵软为止。然后摊在竹席上晒 2 ～ 3

天，日晒夜收，再堆放发汗 3 ～ 5 天，最后晒干，即得毛山药。每千克毛山药需要鲜山药 5 ～ 6kg。

2. 光山药　将已经制成的毛山药置于大缸内，用清水浸泡 24 ～ 48 小时，至通体绵软无硬心为好，用刀削至两端整齐，置案板上搓揉至圆，即得毛坯。再将毛坯晒至七成干，再根据规格标准切成长短粗细不同的段，将切好的段搓圆、搓光，在室外晒干后再放置水中浸泡 1 分钟，取出，用刀刮去最外层，表面打光，两端用锉磨平，分级装箱。每 100kg 毛山药可加工成光山药 70 ～ 80kg。

【贮　　藏】置通风干燥处，防霉，防蛀。

【药材形态】本品略呈圆柱形，弯曲而稍扁，长 15 ～ 30cm，直径 1.5 ～ 6cm。表面黄白色或淡黄色，有纵沟、纵皱纹及须根痕，偶有浅棕色外皮残留。体重，质坚实，不易折断，断面白色，粉性。气微，味淡、微酸，嚼之发黏。光山药呈圆柱形，两端平齐，长 9 ～ 18cm，直径 1.5 ～ 3cm；表面光滑，白色或黄白色。

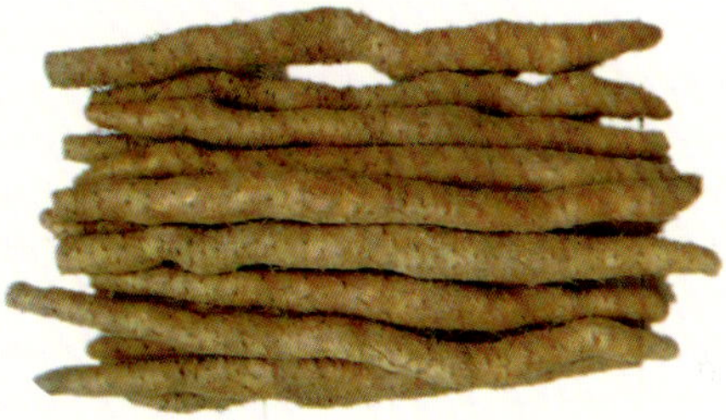

山药鲜药材

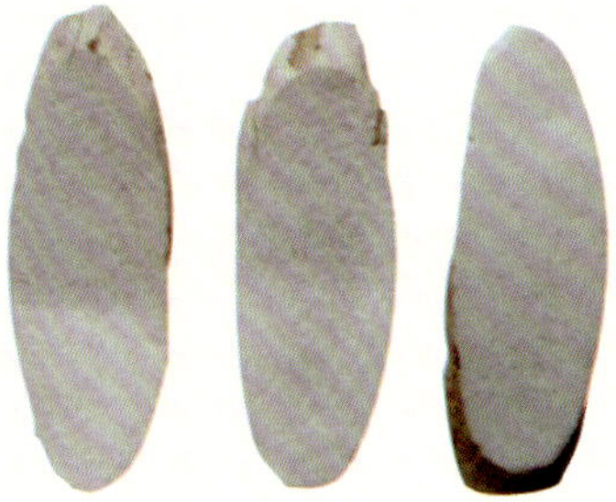

山药饮片

【等级规格】

山药：本品为薯蓣科植物薯蓣的干燥根茎。

1. 毛山药的规格标准

一等：干货。呈长条形，弯曲稍扁，有顺皱纹或抽沟，去净外皮。内外均为白色或黄白色，有粉性。味淡、微酸。长 15cm 以上，中部围粗 10cm 以上。无破裂、空心、黄筋、杂质、虫蛀、霉变。

二等：干货。呈长条形，弯曲稍扁，有顺皱纹或抽沟，去净外皮。内外均为白色或黄白色，有粉性。味淡、微酸。长 10cm 以上，中部围粗 6cm 以上。无破裂、空心、黄筋、杂质、虫蛀、霉变。

三等：干货。呈长条形，弯曲稍扁，有顺皱纹或抽沟，去净外皮。内外均为白色或黄白色，有粉性。味淡、微酸。长 10cm 以上，中部围粗 3cm 以上。无破裂、空心、黄筋、杂质、虫蛀、霉变。

2. 光山药的规格标准

一等：干货。呈圆柱形，条均挺直，光滑圆润，两头平齐。内外均为白色。质坚实，粉性足。味淡、微酸。长 15cm 以上，直径 2.3cm 以上。无裂痕、空心、炸头、杂质、虫蛀、霉变。

二等：干货。呈圆柱形，条均挺直，光滑圆润，两头平齐。内外均为白色。质坚实，粉性足。味淡、微酸。长 13cm 以上，直径 1.7cm 以上。无裂痕、空心、炸头、杂质、虫蛀、霉变。

三等：干货。呈圆柱形，条均挺直，光滑圆润，两头平齐。内外均为白色。质坚实，粉性足。味淡、微酸。长 10cm 以上，直径 1cm 以上。无裂痕、空心、炸头、杂质、虫蛀、霉变。

四等：干货。呈圆柱形，条均挺直，光滑圆润，两头平齐。内外均为白色。质坚实，粉性足。味淡、微酸。直径 0.8cm 以上，长短不分，间有碎块。无杂质、虫蛀、霉变。

备注：①山药的规格是指长条形家种山药加工者，不包括野生山药或家种山药的加工品。②光山药与毛山药的疗效相同，为节省劳力和费用，今后国内销售应以毛山药为主。③毛山药呈长条形，稍扁，两头粗细不一，故按中部围粗划分等级。光山药加工搓圆品，条干粗细均匀，故仍按直径大小分等。

【传统炮制】

山药：除去杂质，分开大小，泡润至透，切厚片，干燥。

麸炒山药：取净山药片，照麸炒法炒至黄色。

【药材偏性】甘，平。归脾、肺、肾经。

【功能主治】补脾养胃，生津益肺，补肾涩精。用于脾虚食少，久泻不止，肺虚咳喘，肾虚遗精，带下，尿频，虚热消渴。麸炒山药补脾健胃，用于脾虚食少，泄泻便溏，白带过多。

射　干

【满药基原】本品为鸢尾科植物射干 *Belamcanda chinensis*（L.）DC. 干燥根茎。

【满文名称】[illegible]

【原 植 物】

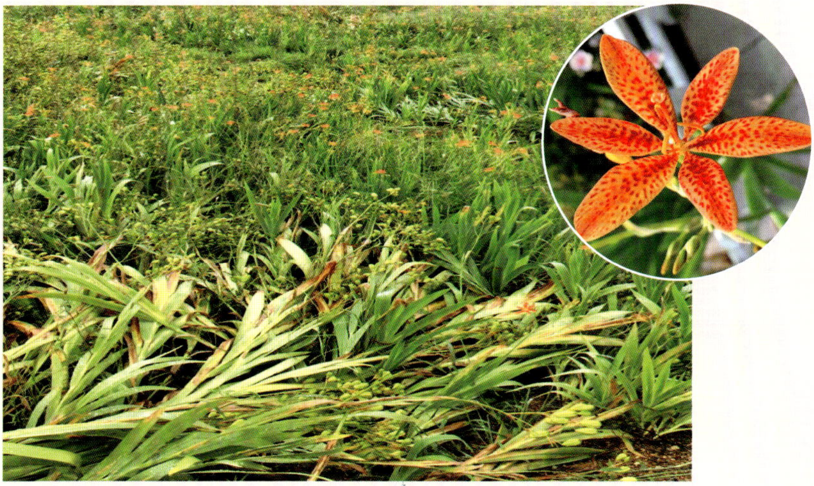

射干原植物

【采收加工】

一、采收

育苗繁殖的一般 2 ～ 3 年采收，种子繁殖的一般 3 ～ 4 年采收。一般在 6 ～ 9 月期间采挖地下根茎，除去地上茎叶、须根和泥土，晒干。

二、产地加工

将新鲜的根茎晒至全干或半干，放入铁丝筛中，用微火烤，边烤边翻转，直至须根烧净为止，然后再晒干。

【贮　　藏】置干燥处储存。

【药材形态】本品呈不规则的结节状，长 3 ～ 10cm，直径 1 ～ 2cm。表面黄褐色、棕褐色或黑褐色，皱缩，有较密的环纹。上面有数个圆盘状凹陷的茎痕，偶有茎基残存；下面有残留的细根及根痕。质硬。断面黄色，颗粒性。气微，微苦、微辛。

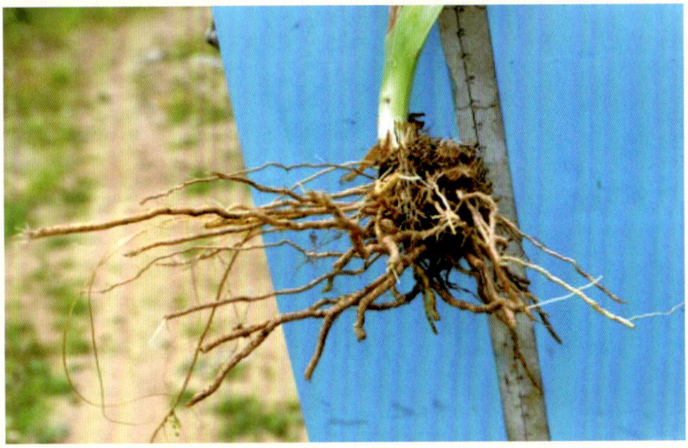

射干根

【成分含量】本品按干燥品计算，含次野鸢尾黄素（$C_{20}H_{18}O_8$）不得少于 0.10%。

【等级规格】

射干：本品为鸢尾科植物射干的干燥根茎。

规格：统货。根茎呈不规则的结节状，表面黄褐色、棕褐色或黑褐色，皱缩，有较密的环纹。上面有圆盘状凹陷的茎痕，下面有残留的细根及根痕。质坚硬。断面黄色，颗粒状。气微，味微苦、微辛。以身干、肥壮、断面色黄、无须根者为佳。无杂质、虫蛀、霉变。

【传统炮制】

射干：除去杂质，洗净，润透，切薄片，干燥。

【药材偏性】苦，寒。归肺经。

【功能主治】清热解毒，消痰，利咽。用于痰火郁结，咽喉肿痛，痰涎壅盛，咳嗽气喘。

【满医用药】射干是满族萨满早期使用的药物，是满族治疗咽喉疾患的主要药物。满族萨满的“百草歌诀”中有“射干消痰治喉痹”的记载。

射干与清热解毒、生津止渴药配伍，水煎服，治疗咽喉肿痛。射干配伍升麻、甘草、荆芥、连翘、牛蒡子，水煎服，治疗外感风热、咽痛音哑。射干配伍桑白皮、马兜铃、桔梗，水煎服，治疗肺热咳喘、痰多而黄。射干配伍麻黄、细辛、生姜、半夏，水煎服，治疗肺寒咳喘、痰多清稀。

【现代研究】射干对常见致病性真菌有较强的抑制作用；对外感及咽喉疾患中的某些病毒也有抑制作用；有抗炎、解热及止痛作用；此外，还有明显的利尿作用。

沙苑子

【满药基原】 本品为豆科植物扁茎黄芪 *Astragalus complanatus* R. Br. 的干燥成熟种子。

【满文名称】 [illegible]

【原 植 物】

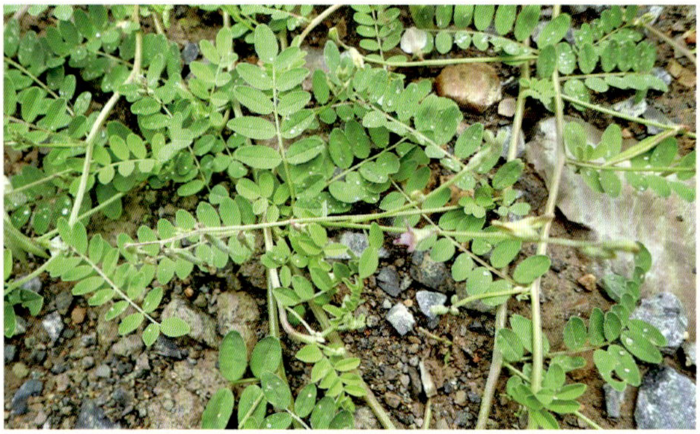

沙苑子原植物

【采收加工】 每年霜降前，待果实外皮呈黄褐色时即可采收。植株近地割下，晒干脱粒，去除杂质，晒干或低温干燥，不宜暴晒。

【贮　　藏】 置于通风干燥处，防霉，防蛀。

【药材形态】 本品略呈肾形而稍扁，长 2 ～ 2.5mm，宽 1.5 ～ 2mm，厚约 1mm。表面光滑，褐绿色或灰褐色，边缘一侧微凹处具圆形种脐。质坚硬，不易破碎。子叶 2 枚，淡黄色。胚根弯曲，长约 1mm。气微，味淡，嚼之有豆腥味。

【成分含量】 本品按干燥品计算，含沙苑子苷（$C_{28}H_{32}O_{16}$）不得少于 0.060%。

【等级规格】

沙苑子：本品为豆科植物扁茎黄芪的干燥成熟种子。

规格：统货。略呈肾形而稍扁，表面光滑，褐绿色或灰褐色，边缘一侧微凹处具圆形种脐。质坚硬，不易破碎。子叶 2 枚，淡黄色。胚根弯曲。无臭，味淡，嚼之有豆腥味。无杂质、虫蛀、霉变。

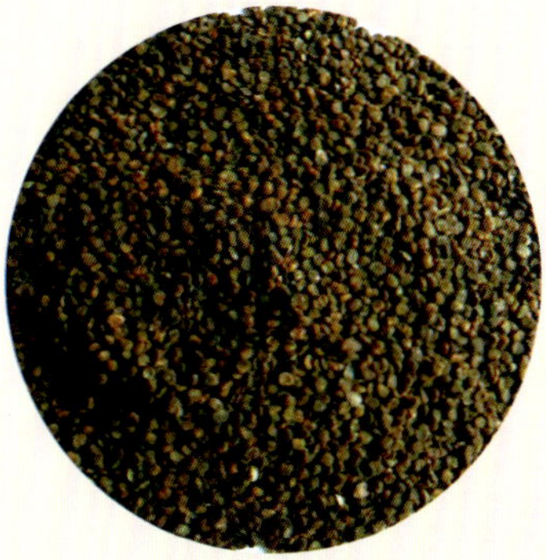

沙苑子药材

【传统炮制】

沙苑子：除去杂质，洗净，干燥。

盐沙苑子：取净沙苑子，照盐水炙法炒干。

【药材偏性】甘，温。归肝、肾经。

【功能主治】补肾助阳，固精缩尿，养阴明目。用于肾虚腰痛，遗精早泄，遗尿尿频，白浊带下，眩晕，目暗昏花。

【满医用药】满族民间用沙苑子补益肝肾，多用于治疗腰腿酸软、遗精早泄。沙苑子是满族萨满早期使用的药物，满族萨满的“百草歌诀”中有“补肝壮肾用沙苑”的记载。

沙苑子水煎服，治疗风湿腰腿疼痛、肾虚腰腿酸软、遗精早泄、白浊带下、小便不利。

【现代研究】沙苑子有降血脂、降血压、保肝、镇痛、抗疲劳的作用。沙苑子含脂肪油、维生素 A 类、生物碱、黄酮类、酚类、鞣质、蛋白质、氨基酸及硒、铜、锌、锰、铁、镁、铬、钙等元素。

升　麻

【满药基原】本品为毛茛科植物大三叶升麻 *Cimicifuga heracleifolia* Kom.、兴安升麻 *Cimicifuga dahurica*（*Turcz.*）Maxim. 或升麻 *Cimicifuga foetida* L. 的干燥根茎。

【满文名称】[illegible]

【原 植 物】

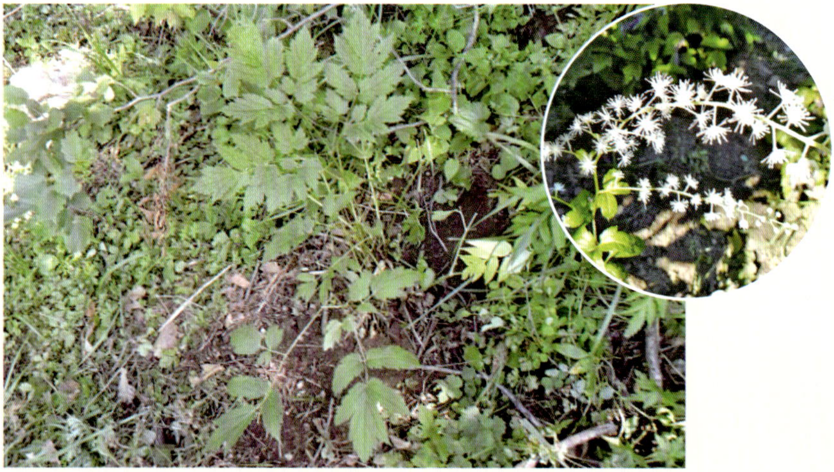

升麻原植物

【采收加工】野生品于春秋二季采挖，栽培品一般于栽培后 3 ～ 4 年后采收。采收时应在地上部分枯萎以后，挖出根茎，去净泥土，晒至八成干，火燎除去须根，晒至全干，再用撞笼除去表皮及残存须根。

【贮　　藏】置干燥处储存。

【药材形态】本品为不规则的长形块状，多分枝，呈结节状，长 10 ～ 20cm，直径 2 ～ 4cm。表面黑褐色或棕褐色，粗糙不平，有坚硬的细须根残留，上面有数个圆形空洞的茎基痕，洞内壁显网状沟纹；下面凹凸不平，具须根痕。体轻，质坚硬，不易折断。断面不平坦，有裂隙，纤维性，黄绿色或淡黄白色。气微，味微苦而涩。

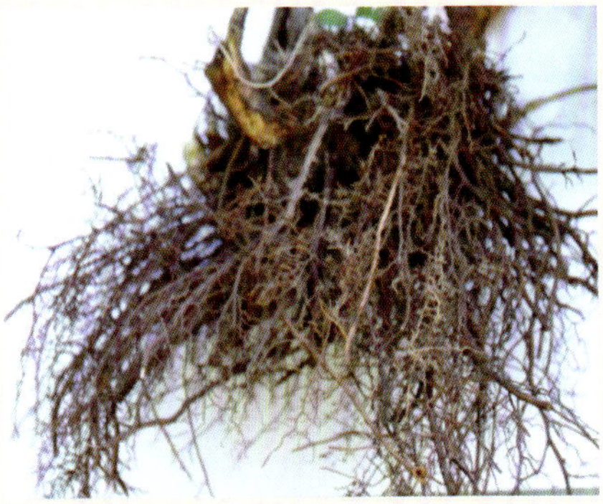

升麻根

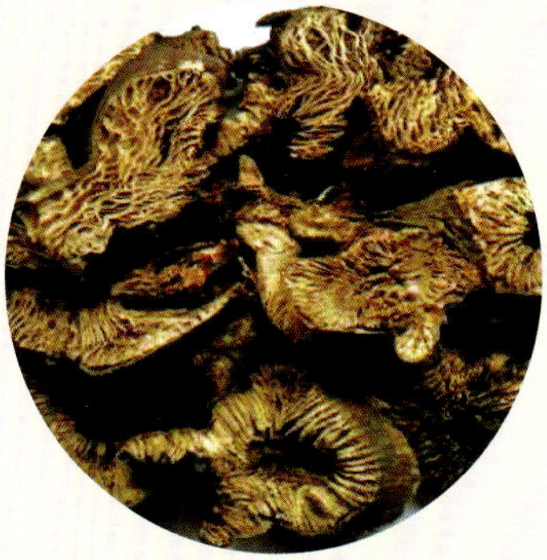

升麻饮片

【成分含量】本品按干燥品计算，含异阿魏酸（$C_{10}H_{10}O_4$）不得少于0.10%。

【等级规格】

升麻：本品为毛茛科植物升麻、兴安升麻或大三叶升麻的根状茎。

规格：统货。为不规则的长形块状，多分枝，呈结节状，表面黑褐色或棕褐色，粗糙不平，有坚硬的细须根残留，上面有数个圆形空洞的茎基痕，洞内壁显网状沟纹；下面凹凸不平，具须根痕。体轻，质坚硬，不易折断。断面不平坦，有裂隙，纤维性，黄绿色或淡黄白色。气微，味微苦而涩。以个大、质坚、外皮黑褐色、断面黄绿色、须根无泥土者为佳。无杂质。

【传统炮制】

升麻：除去杂质，略泡，洗净，润透，切厚片，干燥。

【药材偏性】辛，微甘，微寒。归肺、脾、胃、大肠经。

【功能主治】发表透疹，清热解毒，升举阳气。用于风热头痛，齿痛，口疮，咽喉肿痛，麻疹不透，阳毒发斑，脱肛，子宫脱垂。

【满医用药】升麻见于《金史》卷二十六：“凤翔府……产芎劳、独活、灯草、无心草、升麻、秦艽、骨碎补、羌活。”升麻的主要作用是升举发散，可用于透疹。蜜炙升麻治疗脏器下垂效果更好。

升麻煮水搽洗患处，治疗风疹或皮肤瘙痒。升麻水煎服，治疗麻疹透发不畅、久泻脱肛、子宫脱垂、热毒斑疹、牙龈腐烂恶臭、口舌生疮、咽喉肿痛、疮疡等疾病。

【现代研究】升麻有抗菌、抗炎、镇静、解热镇痛的作用。与其他药配伍使用，可用于治疗产后尿潴留、莨菪类药物中毒、副鼻窦炎、多发性皮肌炎、系统性红斑狼疮、婴幼儿秋季腹泻、痔疮、帕金森综合征等病症。

山 楂

【满药基原】 本品为蔷薇科植物山里红 *Crataegus pinnatifida* Bge. var. *major* N. E. Br. 或山楂 C. *pinnatifida* Bge. 的干燥成熟果实。

【满文名称】 ᡠᡳᡥᡠ

【原 植 物】

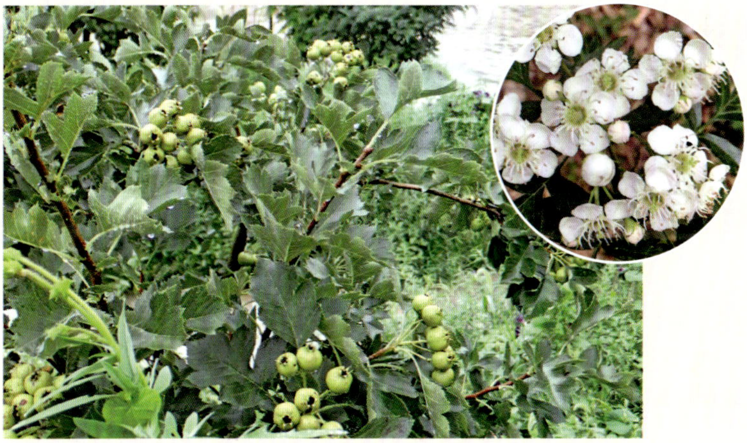

山楂原植物

【采收加工】

一、采收

一般于 9 ～ 10 月间果实皮色发红显露、果点明显时采收。采收时通常采用摇晃、棍棒敲打震落的方法采收。注意：不要损伤枝叶。为了提高品质，一般采用人工采摘。

二、产地加工

果实采收以后，置于通风处干燥几天，用草帘覆盖，使其充分散热，然后包装储运，或果实采摘后趁鲜切成两半，晒干或低温烘干。

【贮　　藏】置干燥处储存，防蛀。

【药材形态】本品为圆形片，皱缩不平，直径 1～2.5cm，厚 0.2～0.4cm。外皮红色，具皱纹，有灰白色小斑点。果肉深黄色至浅棕色。中部横切片具 5 粒浅黄色果核，但核多脱落而中空。有的切片上可见短而细的果梗或花萼残迹。气微清香，味酸、微甜。

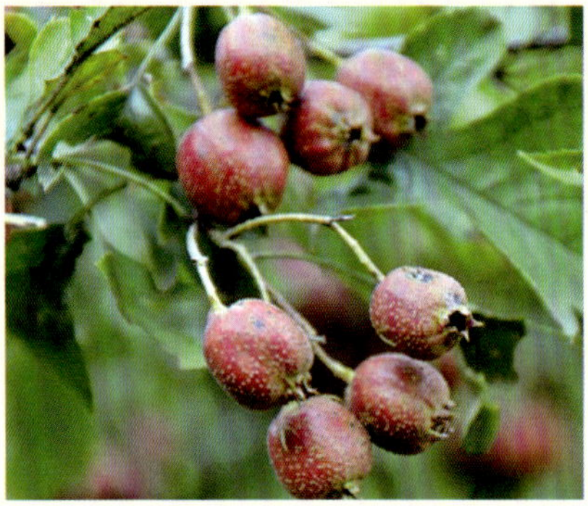

山楂鲜果

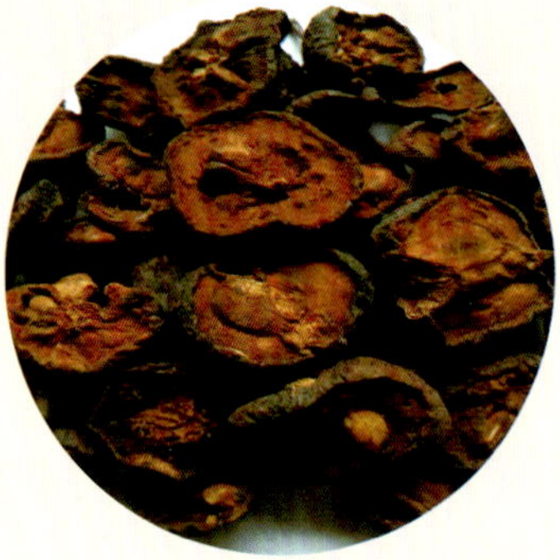

山楂饮片

【成分含量】本品按干燥品计算，含有机酸以枸橼酸（$C_6H_8O_7$）计，不得少于 5.0%。

【等级规格】

山楂：本品为蔷薇科植物山里红或山楂的干燥成熟果实。

规格：统货。干货。本品符合山楂性状特征，山楂片厚薄均匀，片形好，皮红肉黄，脱落下来的果核不超过 10%。无掺混的果核，无杂质、虫蛀、霉变。

【传统炮制】

净山楂：除去杂质及脱落的核。

炒山楂：取净山楂，照清炒法炒至色变深。

焦山楂：取净山楂，照清炒法炒至表面焦褐色，内部黄褐色。

【药材偏性】酸、甘、温。归脾，胃、肝经。

【功能主治】消食健胃，行气散瘀，化浊降脂。用于肉食积滞，胃脘胀满，泻痢腹痛，瘀血经闭，产后瘀阻，心腹刺痛，胸痹心痛，疝气疼痛，高脂血症。焦山楂消食导滞作用更强，用于肉食积滞，泻痢不爽。

【满医用药】山楂是满族萨满早期使用的药物之一，也是满族日常生活中比较喜爱的食用果品。满族民间多将山楂作为消食健脾开胃的保健食品使用。食用方法主要为：采摘后直接食用或晾干保存起来，待食用时用温水清洗即可，或加水和白糖、蜂蜜煮熟后食用，或将山楂加工成果酱或果脯，或制成山楂馅作点心食用。炮制后的焦山楂、蜜炙山楂消食化积、养胃健脾的作用增强，山楂炭则增强了山楂止血的作用。承德等满族集聚地盛产山楂，产于河北青龙满族自治县的山楂较为有名。

食用新鲜山楂，或用山楂加糖熬煮食用，或配伍莱菔子、神曲、木香、青皮等药，调理治疗饮食过量引起的胃腹胀满、嗳气。口服焦山楂或山楂炭冲服，治疗泻痢腹痛。山楂配伍木香、橘核、荔枝核等，水煎服，治疗疝气痛。山楂配伍川芎、桃仁、红花等，水煎服，治疗产后瘀阻腹痛、恶露不尽，痛经，经闭。

【现代研究】山楂含脂肪酸，能促进脂肪消化，对胃肠功能有一定的调节作用。山楂还能增强免疫，抗血小板聚集，利尿，镇静，收缩子宫，抑菌。现代山楂制剂可预防和改善冠心病、高血压、细菌性痢疾、高脂血症、月经不调、慢性肝炎、顽固性冻疮、呃逆等病症。

酸枣仁

【满药基原】本品为鼠李科植物酸枣 *Ziziphusjujuba* Mill. var. *spinosa*（Bunge）Hu ex H. F. Chou 的干燥成熟种子。

【满文名称】

【原 植 物】

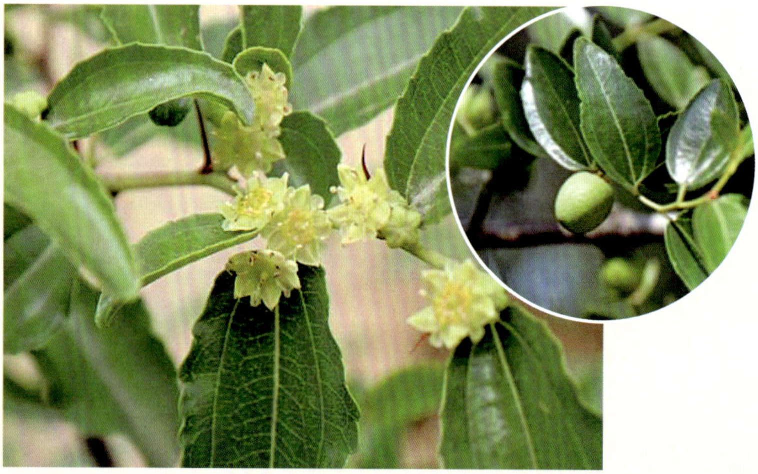

酸枣原植物

【采收加工】

一、采收

一般于栽培第 2 年的 9 ～ 10 月间，果实呈枣红色、完全成熟时采收，打落即可。

二、产地加工

果实采收以后，应及时除去果肉，破碎枣核，分离枣核壳，取酸枣仁晒干即得，防止暴晒。

【贮　　藏】置干燥处储存，防蛀。

【药材形态】本品呈扁圆形或扁椭圆形，长 5 ～ 9cm，宽 5 ～ 7mm，厚约 3mm。表面紫红色或紫褐色，平滑有光泽，有的有裂纹。有的两面均呈圆隆状突起。有的一面较平坦，中间有 1 条隆起的纵线纹；另一面稍突起。一端凹陷，可见线性种脐；另一端有细小突起的合点。种皮较脆，胚乳白色，子叶 2，浅黄色，富油性。气微，味淡。

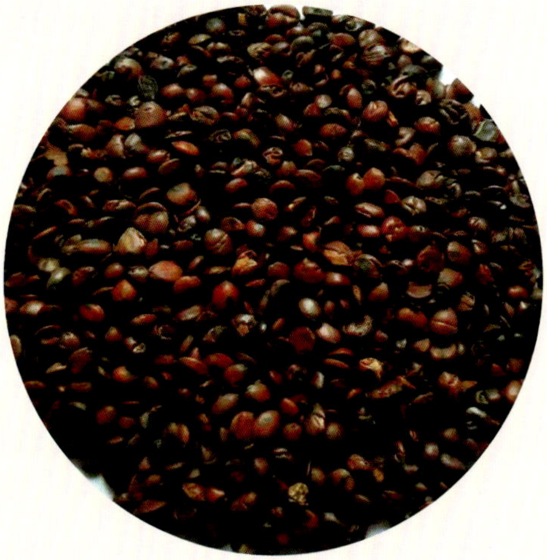

酸枣仁药材

【成分含量】本品按干燥品计算，含酸枣仁皂苷 A（$C_{58}H_{94}O_{26}$）不得少于 0.030%，含斯皮诺素（$C_{28}H_{32}O_{15}$）不得少于 0.080%。

【等级规格】

酸枣仁：本品为鼠李科植物酸枣仁的干燥成熟种子。

一等：干货。呈扁圆形或扁椭圆形，饱满。表面紫红色或紫褐色，有光泽。断面内仁浅黄色，有油性。味淡。核壳不超过 2%。碎仁不超过 5%。无黑仁、杂质、虫蛀、霉变。

二等：干货。呈扁圆形或扁椭圆形，较瘪瘦。表面紫红色或棕黄色。断面内仁浅黄色，有油性。味淡。核壳不超过 5%。碎仁不超过 10%。无杂质、虫蛀、霉变。

坚决不收未成熟的酸枣果和核。

【传统炮制】

炒酸枣：取净酸枣仁，照清炒法炒至鼓起，色微变深。用时捣碎。

酸枣仁：除去残留核壳。用时捣碎。

【药材偏性】甘、酸，平。归肝，胆、心经。

【功能主治】养心补肝，宁心安神，敛汗，生津。用于虚烦不眠，惊悸多梦，体虚多汗，津伤口渴。

【满医用药】满族民间认为长期服用酸枣仁可以治疗癫痫，达到控制病情，减少发作的目的。酸枣仁还是满族民间用来治疗虚烦失眠、心悸怔忡的常用药物。酸枣仁可生用，也可炒后食用，可单独研磨细末吞服或制成丸剂口服，也可与其他药物配伍使用。

酸枣仁炒熟，研磨筛细，冲服，治疗癫痫。酸枣仁配伍五味子、山茱萸、黄芪，水煎服，治疗心悸、失眠、自汗、盗汗。酸枣仁配伍生地黄、麦冬、天花粉，水煎服，治疗伤津之口渴咽干。

【现代研究】酸枣仁具有镇静催眠及抗心律失常、抗惊厥、镇痛、降体温、降血压、降血脂、抗缺氧、抗肿瘤、抑制血小板聚集、增强免疫功能及兴奋子宫的作用。

桃　仁

【满药基原】本品为蔷薇科植物桃 *Prunus persica*（L.）Batsch 或山桃 *P. davidiana*（Carr.）Franch. 的干燥成熟种子。

【原 植 物】

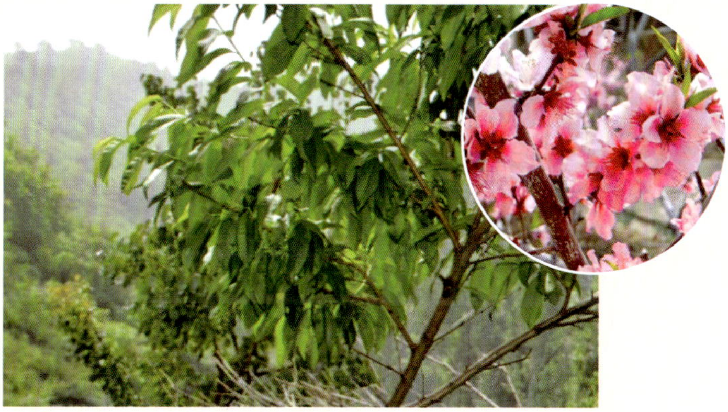

山桃原植物

【采收加工】

一、采收

一般待果实完全成熟后采收。

二、产地加工

采收后应及时除去果肉，取出果核，人工或用机械破碎，取出种仁，晒干即得。注意：破碎果核后应将散碎的桃仁挑出，否则影响品质。

【贮　　藏】置干燥处储存，防蛀。

【药材形态】本品呈扁长卵形，长 1.2 ～ 1.8cm，宽 0.8 ～ 1.2cm，厚 0.2 ～ 0.4cm。表面黄棕色至红棕色，密布颗粒状突起。一端尖，中部膨大；另一端钝圆稍偏斜，边缘较薄。尖端有短线形种脐，圆端有颜色略深不甚明显的合点，自合点处散出多数纵向维管束。种皮薄，子叶 2，类白色，富油性。气微，味微苦。

【成分含量】本品按干燥品计算，含苦杏仁苷（$C_{20}H_{27}NO_{11}$）不得少于 2.0%。

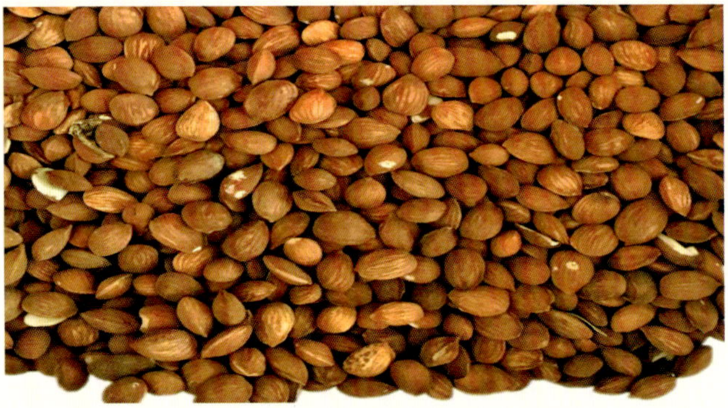

桃仁药材

【等级规格】

桃仁：本品为蔷薇科植物桃或山桃的干燥成熟种子。

家桃仁规格：统货：干货。符合桃仁性状，核壳不超过 3%，破碎仁不超过 10%。无杂质、虫蛀、霉变。

山桃仁规格：统货：干货。符合山桃仁性状，核壳不超过 3%，破碎仁不超过 10%。无杂质、虫蛀、霉变。

【传统炮制】

桃仁：除去杂质。用时捣碎。

炒桃仁：取桃仁，照清炒法炒至黄色。用时捣碎。

【药材偏性】苦，甘、平。归心、肝、大肠经。

【功能主治】活血祛瘀，润肠通便，止咳平喘。用于经闭痛经，癥瘕痞块，肺痈肠痈，跌扑损伤，肠燥便秘，咳嗽气喘。

葶苈子

【满药基原】本品为十字花科植物独行菜 *Lepidium apetalum* Willd. 或播娘蒿 *Descuminia nsophia*（L.）webb. ex Prantl. 的干燥成熟种子。

【满文名称】ᡥᠣᡵᡥᠣ ᡶᡳ

【原 植 物】

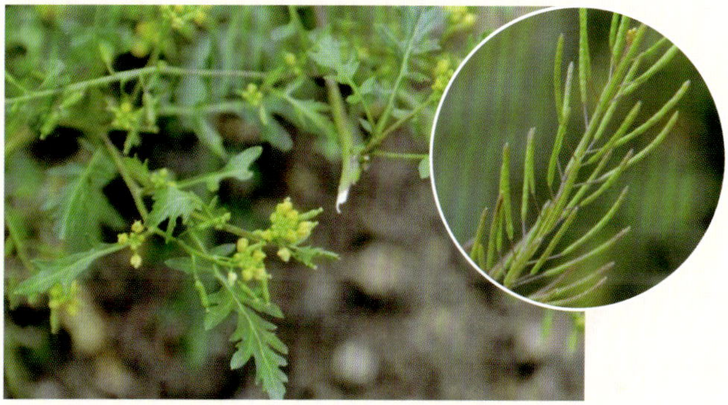

播娘蒿原植物

【采收加工】

一、采收

一般于播种后的第 2 年 4 月下旬至 5 月上旬，待果实呈黄绿色时及时收割。

二、产地加工

脱粒，晒干即可。

【贮　　藏】置干燥处储存。

【药材形态】

1. 南葶苈子　本品呈长圆形略扁，长 0.8 ～ 1.2mm，宽约 0.5mm。表面棕色或红棕色，微有光泽，具 2 条纵沟，其中 1 条较明显。一端钝圆，另一端微凹或较平截。种脐类白色，位于凹入端或平截处。气微辛、苦，略带黏性。

2. 北葶苈子 本品呈扁卵形，长 1 ～ 1.5mm，宽 0.5 ～ 1mm。一端钝圆，另一端尖而微凹。种脐类白色，位于凹入端。气微辛辣、黏性较强。

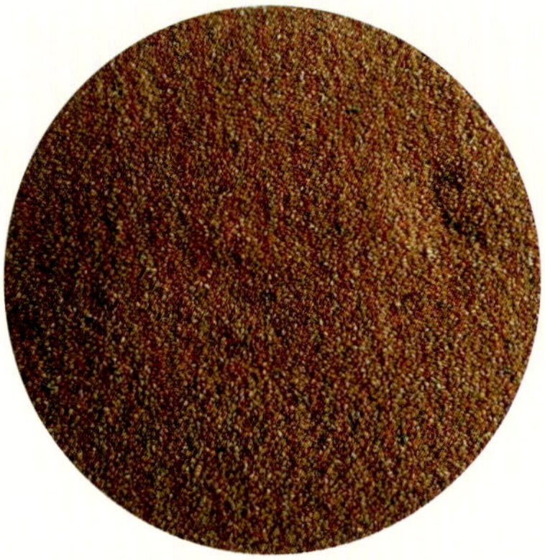

葶苈子药材

【成分含量】本品按干燥品计算，含槲皮素 -3-O-β-D- 龙胆双糖苷（$C_{33}H_{40}O_{22}$）不得少于 0.075%。

【等级规格】

葶苈子：本品为十字花科植物独行菜或播娘蒿的干燥成熟种子。

规格：统货。

南葶苈子：干货。呈长圆形、略扁，表面棕色至红棕色。一端钝圆，另一端微凹或平截。种子表面具细密网纹及 2 条纵裂的浅槽。无杂质、虫蛀、霉变。

北葶苈子：没有商品流通。

【传统炮制】

葶苈子：除去杂质及灰屑。

炒葶苈子：取净葶苈子，照清炒法炒至有爆声。

【药材偏性】辛、苦，大寒。归肺、膀胱经。

【功能主治】泻肺平喘，行水消肿。用于痰涎壅肺，喘咳痰多，胸胁胀满，不得平卧，胸腹水肿，小便不利。

菟丝子

【满药基原】本品为旋花科植物南方菟丝子 *Cuscuta australis* R. Rr. 或菟丝子 C. *chinensis* Lam. 的干燥成熟种子。

【满文名称】[illegible]

【原 植 物】

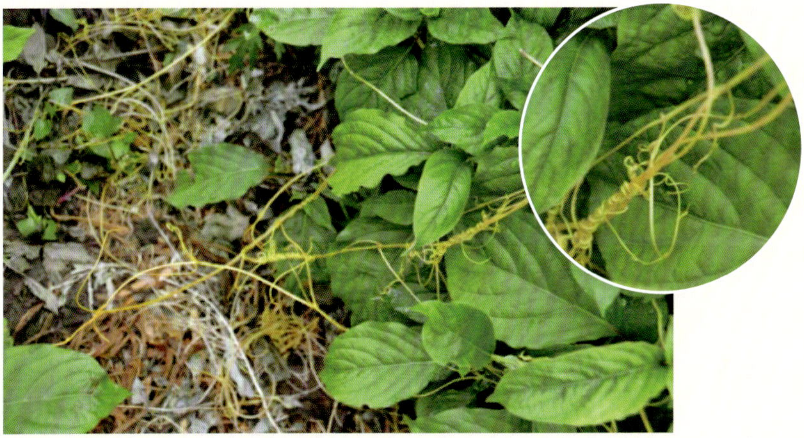

菟丝子原植物

【采收加工】

一、采收

一般于每年 9 ～ 10 月间，果壳变黄、种子完全成熟时采收。采收时将缠绕植物一同割取。应严格把握采收时间，太早则不易脱粒、种子不成熟，影响产量和品质；太迟则果实掉落，影响产量。

二、产地加工

晒干，脱粒，用筛子将菟丝子过筛，除净果壳和杂质，晒干即得。

【贮　　藏】置干燥处储存，防蛀。

【药材形态】本品呈类球形，直径 1 ～ 2mm。表面灰棕色至棕褐色，粗糙，种脐线形或扁圆形。质坚实，不易压碎。气微，味淡。

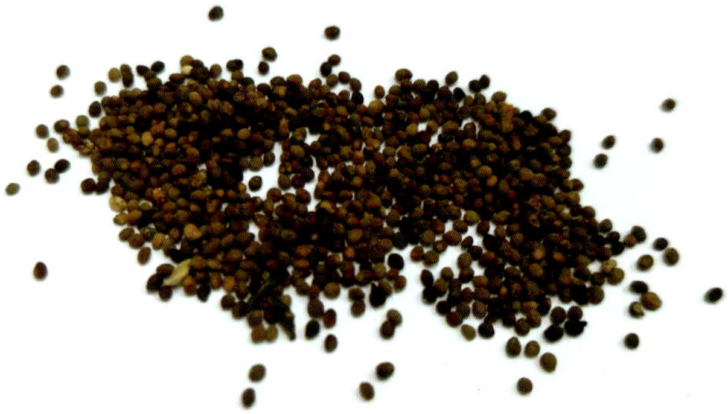

菟丝子药材

【成分含量】本品按干燥品计算，含金丝桃苷（$C_{21}H_{20}O_{12}$）不得少于0.10%。

【等级规格】

菟丝子：本品为旋花科植物菟丝子的干燥成熟种子。

规格：统货。干货。呈类球形，种皮灰棕色或棕褐色，粗糙。种脐线形或扁圆形。质坚实，用指甲不易压碎。气微，味淡。以颗粒饱满、无尘土及杂质者佳。

【传统炮制】

菟丝子：除去杂质，洗净，晒干。

盐菟丝子：取净菟丝子，照盐水炙法炒至微鼓起。

【药材偏性】辛，甘、平。归肝、肾、脾经。

【功能主治】补益肝肾，固精缩尿，安胎，明目，止泻；外用消风祛斑。用于肝肾不足，腰膝酸软，阳痿遗精，遗尿尿频，肾虚胎漏，胎动不安，目昏耳鸣，脾肾虚泻；外用治疗白癜风。

【满医用药】菟丝子是满族萨满早期使用的药物，满族萨满的“百草歌诀”中有“菟丝暖肾还壮阳”的记载。菟丝子是肾阳虚或肾阴虚都可使用的温和滋补药物，可以水煎服用，也可以磨粉冲服，或蒸熟制成菟丝饼食用。

菟丝子与大枣同煮，或配伍续断、桑寄生、阿胶等补肾药物，水煎服，治疗胎动不安、习惯性流产。菟丝子配伍人参、远志、茯苓、当归、熟地黄、山茱萸，水煎服或制成膏剂，长期服用滋补强身。用菟丝子配伍桑螵蛸、枸杞子、覆盆子、车前子、肉苁蓉、鹿茸等，水煎服，治疗肾虚腰痛、阳痿遗精、尿浊、尿失禁等。将菟丝子研末，制成蜜丸，治疗肾虚消渴。将新鲜菟丝子全草捣碎，加醋磨成药泥，外涂患处，治疗白癜风。

【现代研究】菟丝子治疗男性不育症，效果显著；治疗女性不孕症有效。

五味子

【满药基原】本品为木兰科植物北五味子 *Schisandra chinensis*（Turcz.）Baill. 的干燥成熟果实。

【满文名称】[illegible]

【原 植 物】

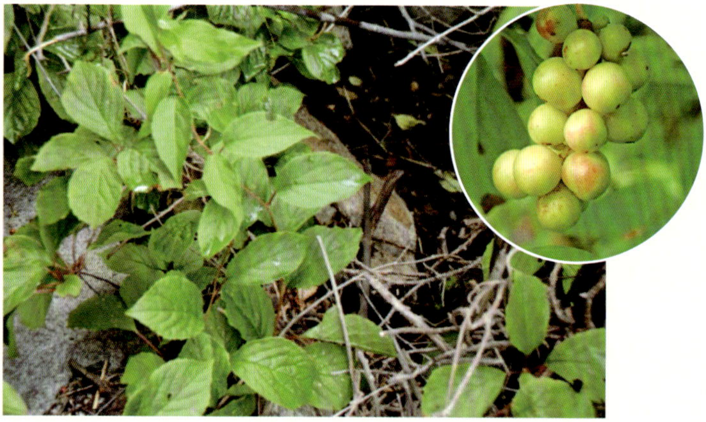

北五味子原植物

【采收加工】

一、采收

五味子一般在栽种 5 年后结果，无性繁殖的 3 年挂果，一般在 4 ～ 5 年间大量结果。应在果实呈紫红色、完全成熟时采摘。

二、产地加工

采摘后应及时晒干、阴干或低温烘干。晒干时应及时上下翻动，直至全部干燥。烘干时应注意控制温度，开始烘干时应在 60℃左右，半干后应控制在 40 ～ 50℃，近干时在室外晾晒至全干。

【贮　　藏】置干燥处储存，防止发霉。

【药材形态】本品呈不规则的球形或扁圆形，直径 5 ～ 8mm。表面红色、紫红色或暗红色，皱缩，显油润；有的表面呈黑红色或出现“白霜”。果肉柔软，种子 1 ～ 2，肾形，表面棕黄色，有光泽，种皮薄而脆。果肉气微，味酸。种子破碎后有香气，味辛、微苦。

【成分含量】本品含五味子醇甲（$C_{24}H_{32}O_7$）不得少于 0.40%。

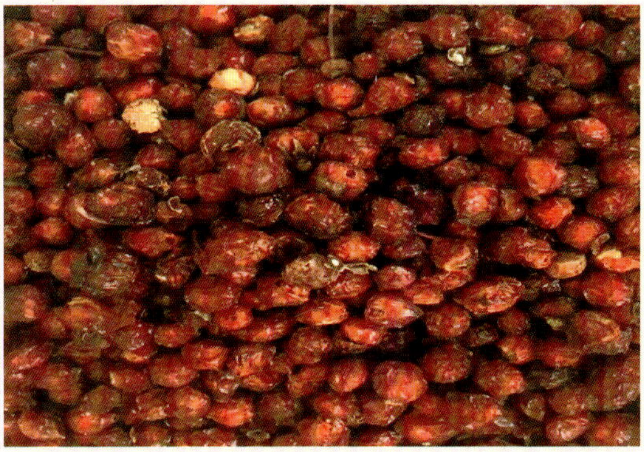

五味子药材

【等级规格】

北五味子：本品为木兰科植物五味子的干燥成熟果实。

一等：干货。呈不规则球形或椭圆形。表面红色、紫红色或暗红色，皱缩，肉厚，质柔润。内有肾形种子 1 ～ 2 粒。果肉味酸。种子有香气，味辛、微苦。干瘪不超过 2%，无枝梗、杂质、虫蛀、霉变。

二等：干货。呈不规则球形或椭圆形。表面黑红色、暗红色或淡红色，皱缩，肉较薄，质柔润。内有肾形种子 1 ～ 2 粒。果肉味酸。种子有香气，味辛、微苦。干瘪不超过 20%，无枝梗、杂质、虫蛀、霉变。

【传统炮制】

五味子：除去杂质。用时捣碎。

醋五味子：取净五味子，照醋蒸法蒸至黑色，用时捣碎。

【药材偏性】酸、甘，温。归肺、心、肾经。

【功能主治】收敛固涩，益气生津，补肾宁心。用于久嗽虚喘，梦遗滑精，遗尿尿频，久泻不止，自汗盗汗，津伤口渴，内热消渴，心悸失眠。

【满医用药】五味子是东北及承德地区的特产，资源丰富，是满族最常用的药物之一，其用途也很广泛。《金史》卷二十四记载："大兴府……药产滑石、半夏、苍术、代赭石、白龙骨、薄荷、五味子、白牵牛。""大定府……产结鼠、螺杯、茱萸梳、玳瑁鞍、酥乳饼、五味子。"清代宫廷御医用于治疗危重急症的方剂"生脉散"中即有五味子，意义在取其收涩作用，以收敛固守人体元气。五味子也是满族萨满早期使用的药物，满族萨满的"百草歌诀"中有"安眠健脑用五味，咳嗽腹泻全部好"的记载。五味子主要用于治疗咳喘病，或用于滋补。

五味子加水煮鸡蛋，每次服用1个鸡蛋，治疗慢性气管炎。五味子、白矾等分，研细末，开水冲服或用煮熟的猪肺蘸药服用，每日2次，治疗哮喘咳嗽。五味子配伍麻黄根、牡蛎等，水煎服，治疗自汗、盗汗。五味子配伍酸枣仁、远志等，水煎服，治疗心悸、失眠、多梦。五味子配伍菟丝子、山茱萸、杜仲、人参等，水煎服，治疗遗精早泄、腰膝酸软、头晕耳鸣等症。五味子配伍生地黄、沙参、知母，水煎服，治疗阴虚内热之口渴、消渴等。

【现代研究】五味子对神经系统各级中枢均有兴奋作用，对大脑皮层的兴奋和抑制过程均有影响，使之趋于平衡；有镇咳和祛痰作用；能降低血压；对肝细胞有保护作用。另有用北五味子治疗神经官能症、克山病等的报道。

益母草

【满药基原】本品为唇形科植物益母草 *Leonurus japonicas* Houtt. 的新鲜或干燥地上部分。

【满文名称】

【原 植 物】

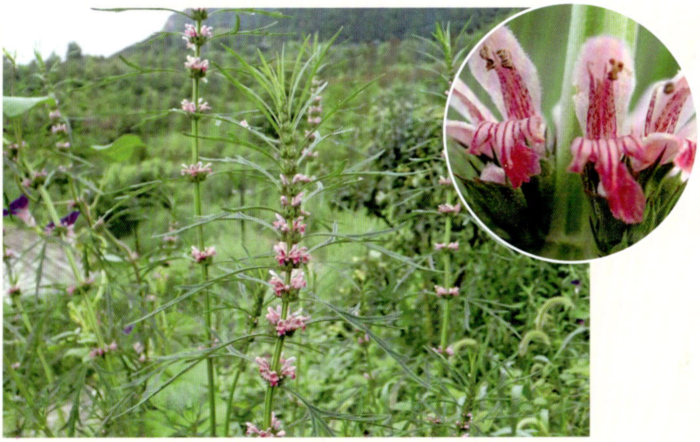

益母草原植物

【采收加工】

一、采收

应在枝叶生长旺盛、每株开花在 2/3 时采收。秋季种植的在每年芒种前后采收；春季种植的在每年小暑至大暑期间采收；其他播种期的在花开 2/3 时，适时采收。采收时应选择晴天露水尽后割取地上部分，注意齐地割取。

二、产地加工

采收后应及时晒干或烘干，在采收过程中避免堆积和雨淋，防止发酵或叶片变黄。

【贮　　藏】置于通风干燥处储存，防止发霉。

【药材形态】鲜益母草：幼苗期无茎，基生叶圆心形，5 ～ 9 浅裂，每裂片有 2 ～ 3 钝齿。花前期茎呈方柱形，上部多分支，四面凹下呈纵沟，长 30 ～ 60cm，直径 0.2 ～ 0.5cm；表面青绿色；质鲜嫩，断面中部有髓。叶交互对生，有柄；叶片青绿色，质鲜嫩，揉之有汁；下部茎生叶掌状 3 裂，上部叶羽状深裂或浅裂成 3 片，裂片全缘或具有少数锯齿。气微，味微苦。

干益母草：茎表面灰绿色或黄绿色；体轻，质韧，断面中部有髓。叶片灰绿色，多皱缩、破碎，易脱落。轮伞花序腋生，小花淡紫色，花萼筒状，花冠二唇形。切断者长约 2cm。

【成分含量】本品按干燥品计算，含盐酸水苏碱（$C_{14}H_{13}NO_2 \cdot HCL$）不得少于 0.50%，含盐酸益母草碱（$C_{14}H_{21}O_5N_3 \cdot HCL$）不得少于 0.050%。

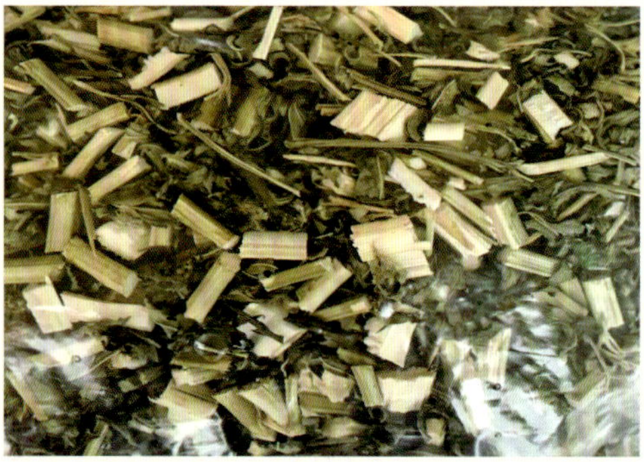

益母草饮片

【等级规格】

益母草：本品为唇形科植物益母草的地上部分。

规格：统货。干货。茎表面灰绿色或黄绿色；体轻，质韧，断面中部有髓。叶片灰绿色，多皱缩，破碎，易脱落。轮伞花序腋生。以茎细、质嫩、色绿、无杂质者为佳。

本植物的花（益母草花）、果实（茺蔚子）亦供药用。

【传统炮制】

鲜益母草：除去杂质，迅速洗净。

干益母草：除去杂质，迅速洗净，略润，切段，干燥。

【药材偏性】苦、辛，微寒。归肝、心包、膀胱经。

【功能主治】活血调经，利尿消肿，清热解毒。用于月经不调，痛经经闭，恶露不尽，水肿尿少，疮疡肿毒。

【满医用药】益母草是满族萨满早期使用的药物，满族萨满的“百草歌诀”中有“祛瘀生新益母草，调经通络不可少”的记载。益母草是满族民间治疗妇产科疾病的重要药物，还可用来治疗跌打损伤、小便不利、水肿等病症。可将益母草熬制成膏剂口服，或配伍其他药物使用。

益母草熬煮成膏服用，或配伍当归、丹参、川芎、白芍等药，水煎服，治疗妇女月经不调、痛经、产后恶露不尽、胎死腹中、产后腹痛等妇科疾病。益母草与白茅根、泽兰、车前子、石韦、木通组方使用，治疗水肿、小便不利、血淋尿血。益母草配伍川芎、当归等，水煎服，治疗跌打损伤之瘀痛。新鲜益母草捣烂外敷患处或用益母草煎剂外洗患处，或配伍黄柏、蒲公英、苦参等，水煎服，治疗疮痈肿毒、皮肤湿疹。

【现代研究】益母草含益母草碱，对多种动物的子宫有兴奋作用；有强心、增加冠脉流量和心肌营养性血流量的作用；对血小板聚集、血栓形成以及红细胞的聚集性有抑制作用；改善肾功能，有明显的利尿作用；还可治疗高黏血症。

远　志

【**满药基原**】本品为远志科植物远志 *Polygala tenuifolia* Willd. 或卵叶远志 *Polygala sibirica* L. 的干燥根。

【**满文名称**】[illegible]

【**原 植 物**】

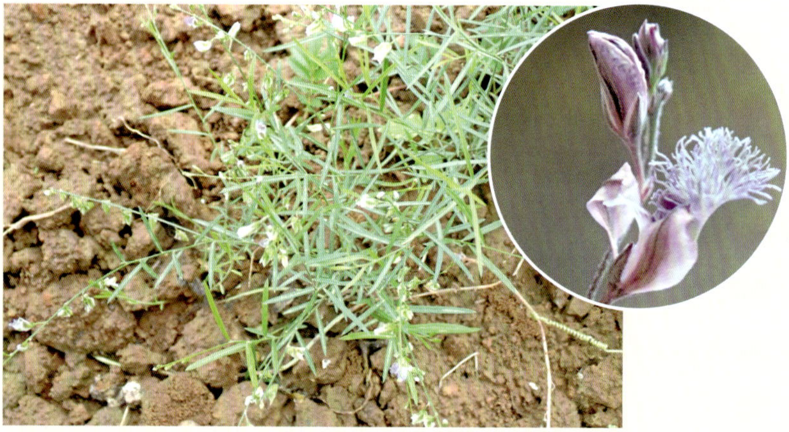

远志原植物

【**采收加工**】

一、采收

种植第 3 年寒露后采收（10 月上旬）。一般选择晴天采收，采收前割去地表茎叶，深挖 40 ～ 50cm，一次挖出全部根茎，防止破坏根皮，以免降低品质。不要立即晾干，应保持湿润，便于加工。

二、产地加工

将采收后的根茎堆放 1 ～ 2 天后，晾晒至松软，抽取木心，制成远志筒，再将远志筒立即晾晒至八成干，分级后烘干，烘干时要注意受热均匀，温度以 50 ～ 60℃为宜，不宜过高。

【贮　　藏】置于通风干燥处储存，防止发霉。

【药材形态】本品呈圆柱形，略弯曲，长 3 ～ 15cm，直径 0.3 ～ 0.8cm。表面灰黄色至灰棕色，有较密并深陷的横皱纹、纵皱纹及裂纹。老根的横皱纹较密且更深陷，略呈结节状。质硬而脆，易折断。断面皮部棕黄色，木部黄白色，皮部易与木部剥离。气微，味苦、微辛，嚼之有刺喉感。

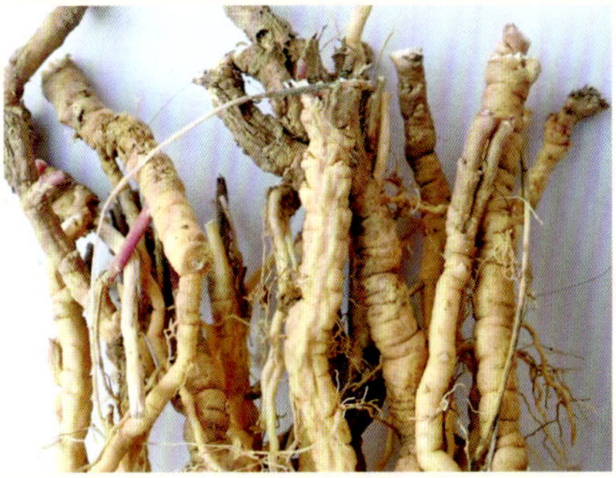

远志药材

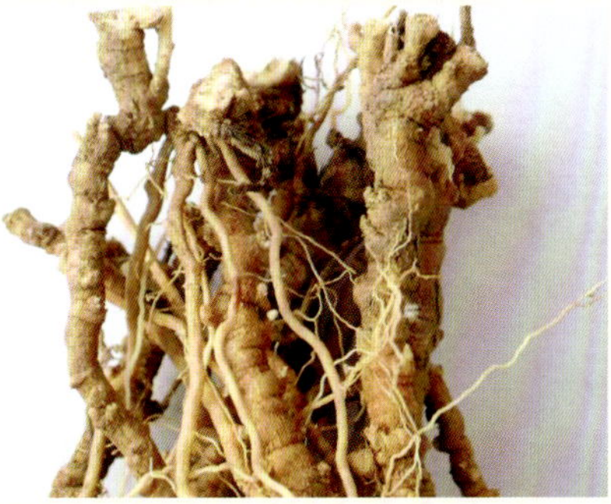

卵叶远志药材

【成分含量】本品按干燥品计算，含细叶远志皂苷（$C_{36}H_{56}O_{12}$）不得少于 2.0%，含远志仙酮Ⅲ（$C_{25}H_{28}O_{15}$）不得少于 0.15%，含 3,6- 二芥子酰基蔗糖（$C_{36}H_{46}O_{17}$）不得少于 0.50%。

【等级规格】

远志：本品为远志科植物远志或卵叶远志的干燥根。

1. 远志筒的规格标准

一等：干货。呈筒状，中空。表面灰棕色或灰黄色，全体有较深的横皱纹，皮细肉厚。质脆，易断。断面黄白色。气微，味苦、微辛。长 7cm 以上，中部直径 0.5cm 以上。无木心、杂质、虫蛀、霉变。

二等：干货。呈筒状，中空。表面灰棕色或灰黄色，全体有较深的横皱纹，皮细肉厚。质脆，易断。断面黄白色。气微，味苦、微辛。长 5cm 以上，中部直径 0.3cm 以上。无木心、杂质、虫蛀、霉变。

2. 远志肉的规格标准

统货：干货。多为破裂断碎的肉质根皮。表面棕黄色或灰黄色，全体为横皱纹，皮粗细、厚薄不等。质脆，易断。断面黄白色。气微，味苦、微辛。无芦茎、木心、杂质、虫蛀、霉变。

备注：远志根是抽不出木心的小根，为保护资源，未制订规格标准。

【传统炮制】

远志：除去杂质，略洗，润透，切段，干燥。

制远志：取甘草，加适量水煎汤，去渣，加入净远志，用文火煮至汤吸尽，取出，干燥。每 100kg 远志用甘草 6kg。

【药材偏性】苦、辛，温。归心、肾、肺经。

【功能主治】安神益智，交通心肾，祛痰，消肿。用于心肾不交引起的失眠多梦、健忘惊悸、神志恍惚，以及咳痰不爽，疮疡肿毒，乳房肿痛等病症。

【满医用药】远志用水煎服，治疗失眠多梦、健忘惊悸、神志恍惚、咳痰不爽、疮疡肿毒、乳房肿痛等病症。

【现代研究】远志有祛痰、镇静和抗惊厥的作用；有利尿、抗水肿、抑菌、抗突变、抗癌、溶血的作用。

知 母

【满药基原】本品为百合科植物知母 *Anemarrhena asphodeloides* Bge. 的干燥根茎。

【满文名称】

【原 植 物】

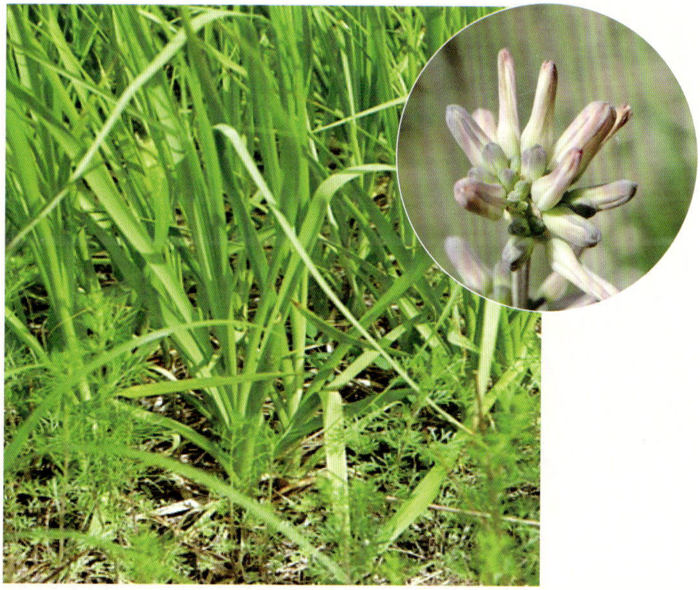

知母原植物

【采收加工】

一、采收

在栽种 2 ～ 3 年时采收为宜，春秋二季采收。知母采收还应根据各地季节气候情况的不同而异。东北、内蒙古在 4 月上旬或 9 月下旬采挖，山西应在 5 月中下旬采挖，河北多在 9 ～ 10 月采挖。

二、产地加工

知母肉宜在4月下旬抽薹前采挖，趁鲜剥掉外皮，不宜沾水，切片干燥即得。毛知母应在10月下旬刨出根茎，除掉泥土，晒干或烘干，在锅内放入筛过的细沙，再放入知母，文火炒热，不断翻动，炒至能擦去毛须为度，在捞出后置竹匾内，趁热搓去外皮至无毛为止，注意保留黄绒毛，再洗净、闷润，切片即得毛知母。

【贮　　藏】置于通风干燥处储存，防潮。

【药材形态】本品呈长条状、微弯曲、略扁，偶有分枝，长3～15cm，直径0.8～1.5cm。一端有浅黄色的茎叶残痕。表面黄棕色至棕色，上面有一条凹沟，具紧密排列的环状节，节上密生黄棕色的残存叶基，由两侧向根茎上方生长；下面隆起而略皱缩，并有凹陷或突起的点状根痕。质硬，易折断。断面黄白色。气微，味微甘、略苦，嚼之带黏性。

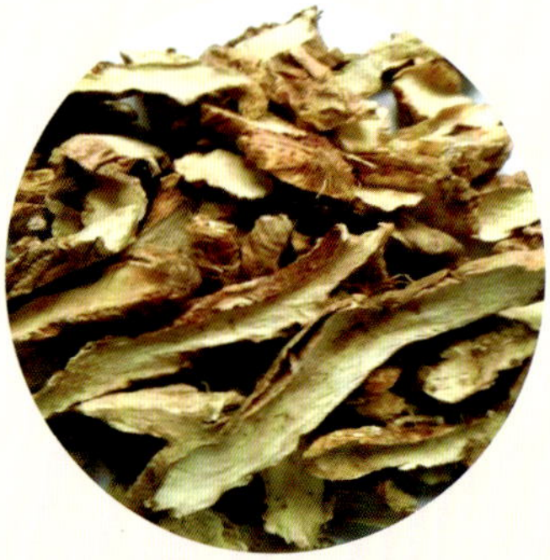

知母饮片

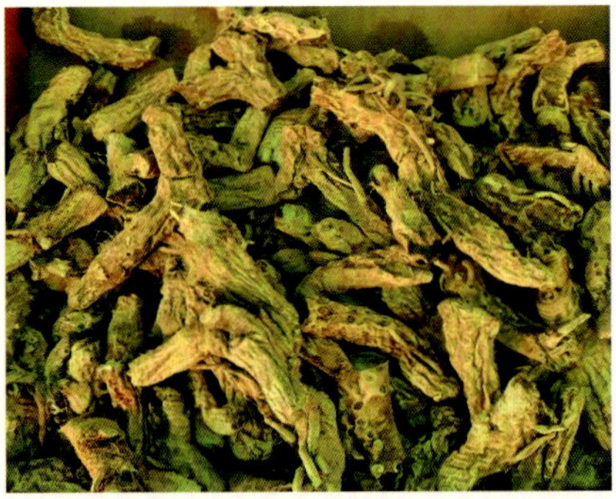

知母药材

【成分含量】本品按干燥品计算，含芒果苷（$C_{19}H_{18}O_{11}$）不得少于0.70%，含知母皂苷BⅡ（$C_{45}H_{76}O_{19}$）不得少于3.0%。

【等级规格】

知母：本品为百合科植物知母的干燥根茎。

1. 知母肉的规格标准

统货：干货。呈扁圆条形，去净外皮。表面黄白色或棕黄色。质坚。断面淡黄色，颗粒状。气微，味微甘、略苦。长短不分，扁宽0.5cm以上。无烂头、杂质、虫蛀、霉变。

2. 毛知母的规格标准

统货：干货。呈扁圆形，略弯曲，偶有分枝。体表有一条具环状节的凹沟。节上密生黄棕色或棕色毛，下面有须根痕；一端有浅黄色叶痕（俗称金包头）。质坚实而柔润。断面黄白色，略显颗粒状。气特异，味微甘略苦。长 6cm 以上。无杂质、虫蛀、霉变。

【传统炮制】

知母：除去杂质，洗净，润透，切厚片，干燥，去毛屑。

盐知母：取知母片，照盐水炙法炒干。

【药材偏性】苦、甘，寒。归肺、胃、肾经。

【功能主治】清热泻火，滋阴润燥。用于外感热病，高热烦渴，肺热燥咳，骨蒸潮热，内热消渴，肠燥便秘。

【满医用药】知母是满族萨满早期使用的药物，满族萨满的“百草歌诀”中说：“养髓补阴用知母，又解渴来又去烦。”知母是滋阴除热之品，盐炒知母可增强其滋阴、退虚热的功效，但腹泻或便溏者慎用。

知母配伍菊花、麦冬，泡水饮用，治疗咽喉肿痛、音哑。知母配伍石膏，水煎服，治疗外感发热、烦渴。知母配伍天花粉、葛根，水煎服，治疗虚热型消渴。知母配伍黄柏、生地黄、贝母、杏仁、莱菔子，水煎服，治疗阴虚潮热、盗汗、心烦、肺热燥咳。知母配伍生地黄、玄参、麦冬，水煎服，治疗阴虚肠燥便秘。

【现代研究】知母浸膏有防治大肠杆菌所致高热的作用；知母皂苷有抗肿瘤作用。

紫　苏

【满药基原】本品为唇形科植物紫苏 *Perilla frutescens*（L.）Britt. 的干燥叶（或带嫩枝）或梗。

【满文名称】

【原 植 物】

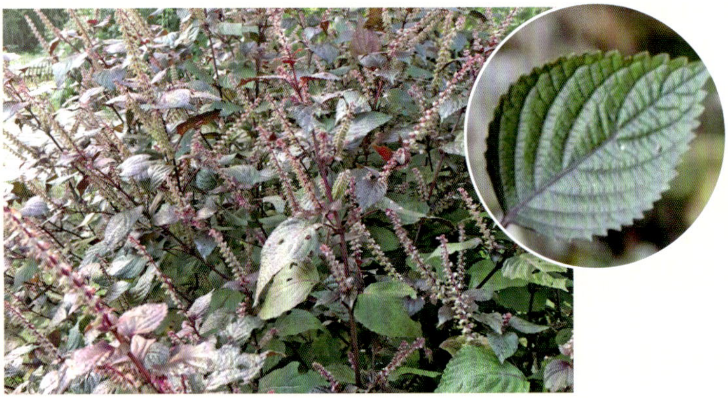

紫苏原植物

【采收加工】

一、采收

采收时间与部位及气候有关，带叶的嫩枝一般在紫苏开花前采收，净叶一般在夏季枝叶繁茂、花开前采收。

二、产地加工

紫苏叶采收后置于地上或悬挂于通风干燥处阴干。

【贮　　藏】置于阴凉干燥处储存。

【药材形态】本品叶片多皱缩卷曲、破碎，完整者展平后呈卵圆形，长 4 ～ 11cm，宽 2.5 ～ 9cm，先端长尖或急尖，基部圆形或宽楔形，边缘具圆锯齿。两面紫色，或上表面绿色、下表面紫色，疏生灰白色毛，下表面有多数凹点状的腺鳞。叶柄长 2 ～ 7cm，紫色或紫绿色。质脆，带嫩枝者，枝的直径为 2 ～ 5mm，紫绿色，断面中部有髓。气清香，味微辛。

紫苏梗呈方柱形，四棱钝圆，长短不一，直径 0.5 ～ 1.5cm。表面紫棕色或暗紫色，四面有纵沟和细纵纹，节部稍膨大，有对生的枝痕和叶痕。体轻，质硬，断面裂片状。切片厚 2 ～ 5mm，常呈斜长方形，木部黄白色，射线细密，呈放射状，髓部白色，疏松或脱落。气微香，味淡。

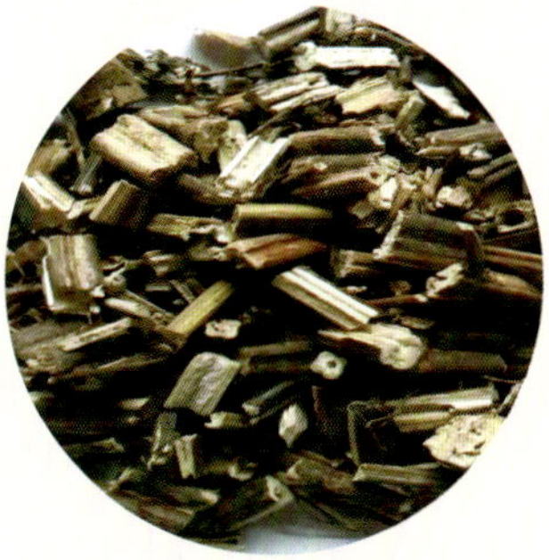

紫苏梗

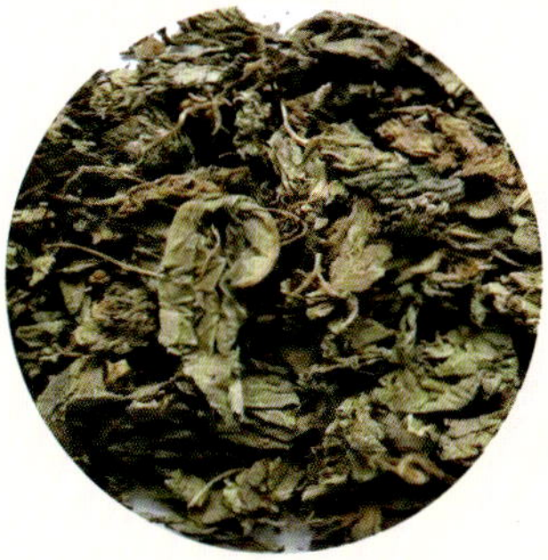

紫苏叶

【成分含量】紫苏叶按干燥品计算，含挥发油不得少于 0.40%。紫苏梗按干燥品计算，含迷迭香酸（$C_{18}H_{16}O_8$）不得少于 0.10 %。

【等级规格】

1. 紫苏叶　本品为唇形科植物紫苏的干燥叶（或带嫩枝）。

规格：统货。干货。符合紫苏叶性状，以叶大、色紫、不碎、香气浓、无枝梗者为佳。

2. 紫苏梗　本品为唇形科植物紫苏的干燥茎。

规格：统货。干货。符合紫苏梗性状，以外皮色紫棕、有香气者为佳。

【传统炮制】

紫苏叶：除去杂质及老梗，可喷淋清水，切碎，干燥。

紫苏梗：除去杂质，稍浸，润透，切厚片，干燥。

紫苏子：除去杂质，洗净，干燥。

炒紫苏子：取净紫苏子，照清炒法炒至有爆声。

【药材偏性】紫苏叶：辛，温；归肺、脾经。紫苏梗：辛，温；归肺、脾经。

【功能主治】紫苏叶：解表散寒，行气和胃。用于风寒感冒，咳嗽呕恶，妊娠呕吐，鱼蟹中毒。紫苏梗：理气宽中，止痛，安胎。用于胸膈痞闷，胃脘疼痛，嗳气呕吐，胎动不安。

【满医用药】紫苏有发汗解表、行气宽中、解鱼蟹毒的作用。紫苏的果实称紫苏子，紫苏子能降气消痰，治疗咳逆痰喘。炒紫苏子能缓和药性，紫苏子蜜炙可增强润肺作用。白苏子的药效与紫苏子基本相同。

用紫苏叶或苏子水煎服，或配伍干姜、杏仁、桔梗、人参等药，水煎服，治疗感冒咳嗽、气喘、多痰。紫苏子配伍大腹皮、川芎、白芍、陈皮、当归、人参、炙甘草，水煎服，治疗胎气不和、胀满疼痛。紫苏叶煎服，治疗乳痈肿痛、蛇虫咬伤、鱼蟹中毒。

【现代研究】紫苏有镇静、解热、抑菌、升高血糖、促进肠蠕动的作用，对内源性凝血系统有促进作用。紫苏油有明显的降血脂作用，实验证实其还有抗癌作用。

附　传统加工炮制技术规范

【炮制目的】

满族药与中药非常接近，基本上都是来源于自然界的天然药物，包括植物、动物、矿物。这些药物，或质地坚硬、粗大，或含有杂质、泥沙，或含有毒性成分等，一般不可直接用于临床，都需要经过加工炮制后才能使用。满族药的传统加工也类似这样。药物炮制的目的主要有三个方面：一是确保药物的安全性，二是确保药物的有效性，三是增效。

一、确保药物的安全性

某些疗效很好的药物，往往同时也具有一定的毒性、不良反应或药性过偏，致使临床应用不安全，这类药物需要通过炮制降低其毒性、不良反应和偏性。

（一）降低或消除药物的毒性

除了净制和切制等简单加工外，可以说最初的炮制就是针对毒性药物而设的。因此，历代对有毒药物的炮制都很重视，都有较好的降低药物毒性的方法和炮制作用的论述，也积累了很多降低药物毒性的炮制方法，常用的方法有浸漂、加热、蒸、煮、加辅料制等，如煮川乌、砂烫马钱子、米炒斑蝥等。

传统加工有毒性作用的药物，要准确把握炮制标准，不可太过或不及。如巴豆制霜，应保留脂肪油在 18% ～ 20%。马钱子砂烫，其士的宁生物碱含量应在 0.8% 左右，若含量偏高，则容易导致中毒；除去或破坏太过，则疗效难以保证。

（二）降低或消除药物的不良反应

传统加工也可除去或降低药物的不良反应。满族药常是一药多效，临床上有时应用某种药物时，仅需要其特定的功效，而其他功效可能反而会成为特定病症的不良反应。如临床上遇到失眠、心神不安且大便稀溏的病人，此时需用柏子仁宁心安神。但生柏子仁有滑肠通便的不良反应，服后可使病人发生腹泻，但通过去油制霜法炮制后即可消除滑肠致泻的不良反应。

（三）缓和药物性能

药物的性能是采用四气五味来表示的，即寒、热、温、凉和酸、苦、甘、辛、咸。药性和药味偏盛的药物，在临床应用时，会产生不良作用，如太寒伤阳，太热伤阴，过苦伤胃耗液，过甘生湿助满，过辛损津耗气，过咸助痰湿等。针对性味偏盛的药物，一方面可以通过配伍的方法，另一方面可用炮制的方法来缓和药物偏盛的药性和药味，常采用加热或用辅料炮制来达到这一目的。故有“甘能缓”“炒以缓其性”之说。麻黄辛散解表的作用较强；蜜炙后，则辛散作用缓和，止咳平喘作用增强。

二、确保药物的有效性

由于药物来源复杂，质地不一，为了确保临床用药的有效性，传统加工炮制往往能达到以下目的。

（一）提高药物净度，确保用药质量

在采收、运输、贮藏等过程中，常混有沙土、杂质、霉烂品及残留的非药用部位，此外，某些同一药材的不同部位或药性不同，或含有毒性成分，都必须通过净制加工处理，使其符合药用的净度，以保证临床用药安全有效。如种子类药物要去沙土、杂质；根类药物要去芦头；皮类药物要去粗皮；动物类药物要去头、足等，以确保用药剂量的精确。而麻黄茎发汗、麻黄根止汗，故要分开入药，以适应临床需要。

（二）以便于调剂和制剂的饮片形式入药

将体积较大或质地坚硬的药物经适当处理后，加工成一定规格的饮片，既便于调剂时称取剂量和煎煮，也便于制剂时的进一步制备。植物药经切制成不同规格的饮片；矿物药、贝壳类、动物骨甲类药物，采用煅、煅淬、砂

烫等炮制方法使质地由坚硬变得酥脆，如大黄切片、煅石决明、煅淬磁石、砂烫龟甲等。

（三）矫臭矫味，利于服用

一些有特殊气味的药物，如某些动物类药材（如紫河车、五灵脂）、树脂类药材（乳香、没药）或其他有特殊不良气味（如马兜铃）的药物，往往会使患者服后出现恶心、呕吐、心烦等不良反应。为了便于服用，则需通过炮制加以矫正。常用方法有水漂、酒制、醋制、蜜制、麸炒等，均能起到较好的矫臭矫味的效果，如酒制乌梢蛇、紫河车，麸炒椿根皮、僵蚕，醋制乳香、没药。

三、增效

增效的“增”有两层含义：一是增强药物某一固有的效能，二是增加新的功效。

（一）增强药物的性能

除了通过配伍来提高疗效外，炮制是达到这一目的的又一有效途径和手段。药物经炮制可以从不同的方面增强其疗效。

1. 药物起作用的是所含的活性物质，通过适当的炮制，可提高其溶出率，并使溶出物易于吸收，从而增强疗效。

切制：通过使细胞破损，表面积增大，提高溶出率而增效。如黄芩切成薄片比切成厚片的溶出率要高。

热处理：细胞组织及所含成分发生一系列物理或化学变化而增效。如种子类药物经炒制后，种皮爆裂，使内含成分易于溶出。

辅料：某些辅料可以起到助溶的作用。如甘草制黄连可使黄连抑菌效力提高数倍。

2. 辅料协同，增强疗效。如款冬花、紫菀等化痰止咳药，蜜炙后润肺止咳作用增强；黄芪蜜炙，补脾益气之效增强，则是因为蜂蜜作为辅料应用后与药物有协同作用而增强疗效。需要注意的是，某些辅料一方面起到协同作用，另一方面也对所炮制药物的所含化学成分产生影响，如助溶、络合、成盐等。

（二）改变药物的性能

通过改变药物的性能，往往会使药物产生新的功效，或增强某种功效。如蒲黄生用性滑，能活血行瘀止痛；炒炭后，性涩，有止血的作用。生地黄性寒，能清热凉血生津；熟地黄则性温，能补血滋阴、养肝益肾。

（三）改变或增强药物作用的趋向

传统医学对药物作用的趋向是以升、降、浮、沉来表示的，通过炮制，可以改变药物作用趋向。规律性的认识有："大凡生升熟降""酒制升提"。例如，大黄苦寒，为纯阴之品，其性沉而不浮，生用走而不守，酒制后能引药上行，先升后降，能在上焦产生清降热邪的作用，治疗上焦实热引起的牙痛等症。古人认为，莱菔子能升能降，生莱菔子升多于降，用于涌吐风痰；炒莱菔子降多于升，用于降气化痰，消食除胀。

（四）改变药物作用的部位或增强对某部位的作用

传统医学对药物的作用部位常用经络、脏腑来表示。所谓某药归某经，即表示该药对某些脏腑和经络有明显的选择性。如杏仁入肺经，故可以止咳平喘；入大肠经，故可以润肠通便。临床上，有时一药入多经会使其作用分散，通过炮制调整可使其作用专一。前人从实践中总结出一些规律性的认识，如："盐制入肾""醋制入肝"等，如柴胡、香附等经醋制后有助于引药入肝，小茴香、橘核等经盐制后，有助于引药入肾，更好地发挥治疗肾经疾病的作用。

（五）制造新药，扩大疗效

炮制可将非药用者转变为药物，如人发经煅制为血余炭后，能止血散瘀；再如黑豆通过炮制，可制备多种药物，使一药多用。黑豆生用滋补肝肾，养血祛风，解毒；经干馏制成黑豆馏油，则主外用，以消炎、抗菌、收敛见长；经发酵制成淡豆豉，又可解表除烦；经发芽制成大豆黄卷，具清热利湿、发汗解表之效。

每种药材因为自身的特性和临床需要，往往需要通过炮制来改变其多方面的性质，所以药物炮制的作用是多方面的，一种药物可以有多种炮制方法，一种炮制方法也可兼有几个方面的作用，这些作用既有主次之分，又彼此间有紧密的联系。

【净制法】

净选加工又称净制，是指药材在切制、炮炙前，选取规定的药用部分，除去非药用部位、泥沙等杂质，以及霉变品、虫蛀品、灰屑等，使其达到药用纯度标准的方法。净选加工是药材制成饮片或进行其他炮制前的基础工作，是药物炮制的第一道工序。净制后的药材称为“净药材”，只有净药材才可用于临床或进一步加工炮制。

一、净制的目的

1. 更好地发挥药物疗效　分开药用部位，分别应用作用不同的部位，使之更好地发挥疗效，如麻黄根与草质茎、莲子心与莲子肉等。

2. 炮制程度均匀一致　将药物进行分档，按大小、粗细等进行分类，使其在水处理和加热过程中分别处理，炮制程度达到均匀一致，如半夏、附子、白术等。

3. 使调剂时的用药剂量准确或减少服用时的毒副作用　除去非药用部位，常用方法有去根、去茎、去皮壳、去心、去核、去瓤、去芦、去头尾足翅等，如枳壳去瓤，斑蝥去头、足、翅等。

4. 保证用药净度　除去药材在采集、加工、储运过程中混入的杂质及产生的霉变、虫蛀品，保证药物符合用药净度。

二、净制的方法

（一）清除杂质

根据药材不同，清除杂质多选用挑选、筛选、风选、水选等方法。

1. 挑选　挑选是指由人工挑拣去除药材杂物和分档的方法。被挑拣的杂物包括：①非药用部分。②用其他方法不能除去的、肉眼可见的杂质，如梗、柄、核、骨、壳及木屑、杂草、虫卵等。③霉变品、虫蛀品及走油品等变质失效部分。④将药材按大小、粗细、厚薄、长短等手工分档，以便进一步加工。如五灵脂、桑螵蛸、莱菔子、蛇床子等含有砂石、木屑等；藿香、丹参、淡竹叶等含有败叶、枯枝、杂草等；菊花、枸杞子、百合等夹杂霉变品；山药、白术、大黄等需按大小粗细分档，以便分别浸泡和控制火候等。

挑选法适用于杂物含量少且易除去的药物，操作时，将药材摊在人工挑选台上进行挑拣，挑选台表面应平整、不易产生脱落物，挑选常配合筛、簸等。

2. 筛选 筛选是指根据药物和杂质的体积大小不同，选用不同规格的筛或箩，以除去混在药材中的砂石、杂质，使其洁净；或有些药物形体大小不等，要用不同孔径的筛进行分档操作，以便进一步加工炮制；或去除药材在炮制时采用的固体辅料，如延胡索、半夏、浙贝母等，筛选后，利于分别浸、漂、煮制；将鳖甲、龟甲等按大小分档，炮制时，药物要受热均匀，质量一致；可将麸炒、米炒、土炒、砂炒、滑石粉炒、蛤粉炒等的药材，筛去麦麸、大米、土、砂、滑石粉、蛤粉等辅料。

筛选时，传统使用不同规格的箩或竹筛、铁丝筛、铜筛等进行操作。箩主要用于除去药材中的泥土、灰屑或麦麸中的细粉。竹筛常用于药材的大小分档和去除杂质。铁丝筛多在加辅料炒法中应用，以筛去炮制后的固体辅料。

由于手工操作劳动强度大、效率低、粉尘污染等，现代大生产主要用机械操作，常用的有振荡式筛药机等。

3. 风选 风选是利用药物和杂质的质量轻重不同，借助风力将杂质除去。传统用簸箕或风车，通过扬簸或扇风，使杂质和药材分离，令其纯净。

风选法多用于果实、种子类药材的净制，通过操作，可除去花梗、果柄、干瘪之物等非药用部分，如葶苈子、车前子、苏子等。

少量药物的风选常用簸箕等，大量药物风选采用风选机。

4. 水选 水选是将药物通过水洗或浸漂，以去除杂质的常用方法。通过水选，可去除药物表面或内部附着的泥沙、盐分或不洁之物等，使其洁净；质地较轻的药物，可将其置于水中搅拌，使药材中的杂质漂浮于水面或沉于水中而除去。

水选一般用于用筛选或风选不易除去杂质的药物。如乌梅、大枣等须用水清洗使其洁净；昆布、海藻等，可水洗或漂去泥沙、盐分；蝉蜕、蛇蜕等置于水中，轻轻搅动药材，可使药材与杂质分离，除去上浮的皮、壳等杂质和下沉在容器中的泥沙。

水选时应掌握时间，不可使药物在水中浸泡过久，以免损失药效，且应及时干燥，以防止霉变和减低疗效。

（二）分离清除非药用部位

药物在采收加工过程中，常残存非药用部位或混有不同疗效的药用部位，以至于影响药物质量和临床疗效，因此在使用前必须除去或者分离。按净制要求，常用的方法包括：去根或茎、去枝梗、去皮壳、去毛、去心、去核、去芦、去瓤、去头尾皮骨足翅、去残肉等。

1. 去根或茎

（1）去残根：指药用部位为茎或者根茎的药材，需要去除残留的主根、支根、须根等非药用部分，如石斛、芦根、藕节、黄连、马齿苋、益母草等。另外有些药物的去除部分具有其他功效，应当分离，分别药用，如麻黄的草质茎可发汗解表，而根能止汗。

（2）去残茎：指药用部位为根的药材，需要去除残茎，使药物纯净，如龙胆、丹参、威灵仙、防风、山豆根等。

2. 去枝梗　去枝梗是指去除某些果实、花、叶类药材中的枝梗、果柄、花柄、叶柄等非药用部分，使药物纯净，用量准确，如花椒、侧柏叶、五味子、连翘、女贞子、钩藤、桑寄生、桑叶等。去枝梗常用切除、挑选、摘除等方法。

3. 去皮壳　去皮壳包括几个方面：根及根茎类药物去除根皮，树皮类药物去除栓皮，果实类药物去除果皮，种子类药物去除种皮等。清代《修事指南》指出“去皮者免损气”。现代药学理论认为，去皮壳主要是去除非药用部分，使药物用量准确，如药物的栓皮、果皮或种皮等，还可分离不同的药用部位。

去皮壳的方法因药材而异，大体有以下几种：

（1）树皮类：用刀刮去栓皮、苔藓及其他不洁之物，因为有些药物的栓皮中基本不含有效成分，刮去后能保证用药剂量的准确性，如厚朴、杜仲、肉桂、黄柏等。

（2）根及根茎类：此类药材多在产地趁鲜去皮，否则干后不易除去，如知母、桔梗等。也有些药材需要用沸水煮或烫再刮去外皮，如天门冬、白芍等。

（3）果实类：砸破皮壳，去壳取仁，如巴豆、使君子、白果等。也有的果壳坚硬不易除去，需用中火炒至焦黄色时晾凉搓破，如草果仁。

（4）种子类：可用燀法去皮，如桃仁、苦杏仁等。

4. 去毛 有些药物表面或内部常着生许多绒毛，服用后可刺激咽喉引起咳嗽，或产生其他有害作用，因此必须除去。根据药物不同，去毛常采用刷、烫、挖、燎等方法。

（1）刷去毛：有些叶类药材如枇杷叶、石韦等叶片背面密生许多绒毛，传统方法须用刷子刷去绒毛。《雷公炮炙论》载："采得枇杷叶后，粗布拭上毛令净。"《新修本草》也指出："凡使枇杷叶，须火布拭去毛，毛射入肺，令咳不已。"

（2）烫去毛：有些根茎类药材如骨碎补、狗脊等药物表面被有绒毛或鳞片，一般用砂烫法去毛，即将药材烫至鼓起，绒毛或鳞片烫焦，放凉后撞去残留绒毛。

（3）挖去毛：有些药材如金樱子的绒毛着生在果实内部，常在产地切成两瓣，挖去毛核。若药材中残留去不净的绒毛或留有完整的金樱子，须拣出，稍用水洗浸，取出闷软，再挖出毛核，干燥。不可干挖，否则飞扬的绒毛易刺激咽喉致痒。操作时需戴口罩，注意防护。

（4）燎去毛：有些药材如鹿茸的茸毛为非药用部分，先用玻片或瓷片将表面茸毛基本刮净，再将残留茸毛在酒精灯火上燎焦，用布拭去，注意不能将鹿茸燎焦。

5. 去心 "心"一般指根类药材的木质部或种子的胚芽。在药材炮制加工过程中，去心主要是去除根的木质部和枯朽部分、种子的胚芽。清代《修事指南》载："去心者免烦。"现代药学理论认为，药材去心的目的有两个：其一，除去非药用部分，是去心的主要原因。有些根皮类药物，木心坚硬、韧度强、纤维多，占比重大却无药效，影响药材调剂用量的准确性，如地骨皮、五加皮、牡丹皮、白鲜皮、巴戟天等。其二，分离不同用药部分。有些药材部位不同，疗效各异，需分离入药。如莲子肉能益脾补肾涩肠，莲子心能清心热除烦，二者当予区别。

炮制时，巴戟天等木质心的药材，采收后多趁鲜捶破去心，或用热水泡透后，趁热抽去木心。莲子可趁鲜用竹签插出莲子心，莲肉保持原状，干燥，也可将干燥的莲子浸泡，润软，剖开，取出莲子心，分别干燥。在长期实践中发现，某些药物的"心"并没有使人"烦"，如麦冬等，所以现代许多药物加工时不去心。

6. 去核 有些果实类药物，常用果肉入药，而果核（或种子）属于非药用部分，需除去；或有的果核（或种子）与果肉功效不同，需分离入药。乌梅用肉入药时，核分量重且无治疗作用，宜去除，质地柔软者可砸破取肉去核，质地坚韧者可用温水洗净润软再取肉去核。北山楂多在切成饮片后干燥，筛去饮片中脱落的瓤核，以增强果肉的疗效。南山楂整个入药，多不去核。山茱萸多在产地趁鲜去核，《修事指南》指出"去核者免滑"，古代医家认为山茱萸"核能滑精"，故须除去核。若商品山茱萸中夹杂大量果核，需拣出，润软，去核，干燥。

7. 去芦 "芦"又称"芦头"，一般指药材残留的根头、根茎、残茎、茎基、叶基等部位。《修事指南》载："去芦者免吐。"现代药学理论认为，去芦是除去非药用部分，如牛膝、桔梗、玄参、防风、草乌、续断、茜草、人参、秦艽等。去芦的操作一般在产地加工时进行，或用挑选法除去，或洗净润软后切除。

8. 去瓤 有些果实类药物，临床应用需除去瓤。《修事指南》载："去瓤者免胀。"现代药学理论认为，去瓤主要是去除非药用部分。如枳壳，瓤占枳壳质量的20%，而有效成分却很微小，且易霉变和虫蛀，水煎液极为苦涩，故应除去。其操作方法是：原药材用小刀挖去瓤、核，洗净，捞起，润软，以用手能捏对折为度，然后压扁，切片，晾干。

9. 去头尾、皮骨、足、翅 此种方法主要针对某些动物药，尤其是昆虫类的药物，需要去除头、尾、皮骨、足、翅等非药用部分或有毒部位。如金钱白花蛇、乌梢蛇、蕲蛇等需去除头尾、皮骨；红娘子、青娘子、斑蝥等需去头、足、翅；蛤蚧需除去头、足及鳞片。

在加工处理时，去头、尾、足、翅可用浸润切除、蒸制剥除、掰除挑选等方法，对有毒或刺激性较强的药物，操作者需做好防护，用过的器具也要妥善处理，谨防中毒。

10. 去残肉 某些动物类药材，需除去残肉筋膜，使药物纯净，如龟甲、鳖甲、豹骨、猫骨等。去残肉可用下列方法：

（1）蒸法：取原药材，置于蒸锅内，沸水蒸 45 分钟后取出，放到热水中，即刻用硬刷去除皮肉，洗净，晒干。

（2）浸泡法：取原药材，清水浸泡，不换水，当皮肉与甲骨分离时取出，洗净，日晒夜露至无腥臭味，干燥。

①胰脏净制法：取新鲜或冰冻的猪胰脏，除去外层脂肪和结缔组织，称量，绞碎，加少许水搅匀，纱布过滤，取滤液配成约 0.5% 的溶液，用 pH 值在 8.0 ～ 8.4 之间的 Na_2CO_3 溶液，水浴加热至 40℃时，加入龟甲、鳖甲，浸没，保持温度在 35 ～ 40℃的恒温，每隔 3 小时搅拌 1 次，经 12 ～ 16 小时，胰脏中的蛋白酶使蛋白质水解成氨基酸和多肽，从而使残皮和残肉脱落，捞出龟甲、鳖甲，洗净，晒干，至无臭味即可。

②酵母菌净制法：取龟甲 0.5kg，冷水浸泡 2 天，弃去浸泡液，加卡氏罐酵母菌 300mL，加水没过龟甲体积的 1/6 ～ 1/3，盖严，7 天后捞出龟甲，用清水冲洗 4 ～ 6 次，晒干，至无臭味即可。

【切制法】

将净选后的药材进行适当软化，再切制成一定规格的片、丝、块、段等的炮制工艺，称为饮片切制。广义而言，凡是直接供临床调配处方或中成药生产用的所有药物，统称为饮片。狭义而言，饮片是指切制成一定规格的片、丝、块、段等形状的药材。饮片切制技术包括三道工序，即软化处理技术、切制技术和饮片干燥技术。

一、饮片切制的目的

（一）便于有效成分煎出

饮片的厚度直接影响临床疗效，一般按药材质地的不同而采取“质坚宜薄”“质松宜厚”的切制原则，以利于煎出药物的有效成分；同时由于饮片与溶媒的接触面增大，可提高有效成分的煎出率，并可避免药材细粉在煎煮过程中出现糊化、黏锅等现象，显示出饮片“细而不粉”的特色。

（二）利于炮炙

药材切制饮片后，便于炮炙时控制火候，使药物受热均匀，还有利于各种辅料的均匀接触和吸收，提高炮炙效果。

（三）利于调配和制剂

药材切制成饮片后，洁净度提高，体积适度，方便调配；在制备液体剂型时，药材切制后能增加浸出效果；制备固体剂型时，由于切制品便于粉碎，从而使处方中的药物比例相对稳定。

（四）便于鉴别

对性状相似的药材，切制成一定规格的片型后能显露其内部组织结构的特征，有利于鉴别，防止混淆。

（五）利于贮存药物

切制后，又经干燥处理，其含水量下降，减少了霉变、虫蛀等变质因素而利于贮存。

二、饮片切制的方法

（一）药材软化处理

药材的软化处理是指药材利用水或其他液体辅料处理，以使干燥药材易于切制，同时也可洁净药材的技术，因常用的液体是水，也称为水处理技术。

干燥的药材切制成饮片必须经过软化处理。主要目的：一是使药材吸收一定量的水分，使药物质地由硬变软，便于切制；二是除去泥沙杂质，使药物洁净；三是对某些药物还能起到缓和药性、降低毒副作用的目的。

1. 常用水处理 方法有：淋法、洗法、泡法、漂法、润法等。

（1）淋法（喷淋法）：淋法即用清水喷淋或浇淋药材，并结合润法达到软化药材目的的方法，多适用于气味芳香、质地疏松的全草类、叶类、果皮类和有效成分易随水流失的药材，如薄荷、荆芥、佩兰、香薷、枇杷叶、陈皮、甘草等。

操作方法：将药材整齐堆放，用清水自上而下均匀喷淋或浇淋，喷淋的次数根据药材质地而异，一般 2 ～ 3 次，以茎部或根部浸软为度。再适当闷润，至适合切制为度。

淋法处理后仍不能软化的部分，可选用其他方法进行再处理。

（2）洗法（淘洗法）：淘洗法是用清水洗涤或快速洗涤药物，并结合润法达到洁净药物、软化药材目的的方法。由于药材与水接触时间短，故又称“抢水洗”。适用于质地松软、水分易渗入及有效成分易溶于水的药材，如五加皮、瓜蒌皮、白鲜皮、合欢皮、南沙参、石斛、瞿麦、陈皮、防风、龙胆、细辛、蒲公英、紫菀等。

操作方法：将药材投入清水中，经淘洗或快速洗涤后，及时取出，稍润，即可切制。大多数药材洗一次即可达到清洁和软化的目的，但是有些药材附着多量泥沙或其他杂质，则需用大量水（一般是药材的 2 ～ 4 倍）快速洗涤，并及时捞出上浮杂质，必要时可水洗数遍，以洁净为度。

淘洗法在保证药材洁净和易于切制的前提下，要求操作迅速，避免药材“伤水”和有效成分流失。目前大生产中多采用洗药机洗涤药材。

（3）泡法：泡法是将药材用清水泡一定时间，使其吸入适量水分并结合润法达到软化药材目的的方法。适用于质地坚硬，水分较难渗入的药材，如萆薢、天花粉、木香、乌药、土茯苓、泽泻、姜黄、三棱等。

操作方法：先将药材洗净，再注入清水至淹没药材，放置一定时间，视药材的质地、大小和季节、水温等灵活掌握，中间不换水，一般浸泡至一定程度，捞起，润软，再切制。

注意事项：以软硬适度便于切制为标准，以“少泡多润”为原则。①时间的控制：泡的时间不宜太长，防止伤水。一般根茎类泡 1 ～ 4 小时，皮类泡 1 ～ 3 小时，全草类泡 0.5 ～ 1 小时。具体要视情况而定，如体积粗大、质地坚实者，泡的时间宜长些；体积细小、质轻者，泡的时间宜短些。春、冬季节浸泡的时间宜相对长些；夏、秋季节浸泡的时间则宜短。②质轻遇水漂浮的药材，如枳壳、青皮，在浸泡时，要压重物，使其泡入水中。

另外，动物类药物也可采取泡法，即将药材置缸内，水要没过药面，加盖泡之，中间不换水。由于微生物繁殖，造成筋膜腐烂，可除去附着的筋、肉、膜、皮等，而留下需要的骨质。再洗净，干燥。如龟甲、鳖甲、鹿角、狗骨等。

（4）漂法：漂法是将药材用多量水，多次漂洗的方法。如漂后需要切制的药物，还要结合润法润至适合切制的程度。适用于毒性药材、用盐腌制过的药物以及具腥臭异常气味的药材，如川乌、草乌、天南星、半夏、附子、肉苁蓉、昆布、海藻、紫河车等。

操作方法：将药材放入大量的清水中，每日换水 2 ～ 3 次。漂去有毒成分、盐分及腥臭异味。古代常用长流水漂。

注意事项：漂的时间根据药材的质地、季节、水温灵活掌握，以去除其刺激性、咸味及腥臭气味为度。

（5）润法：润法是指在药材保持湿润的状态下，使药材外部的水分徐徐渗透到药物组织内部，达到内外湿度一致，利于切制的方法。适用于各类药材，尤其是质地较坚硬的药材。

润法的优点在于有效成分损失少，颜色变化小，水分均匀，切制的饮片平坦整齐，很少出现炸心、翘片、碎片等现象。但由于多数药材质地较坚硬，不能仅靠润法达到软化的目的，故润法常常和其他水处理方法结合应用。润药得当，既保证质量，又可减少有效成分的耗损，有“七分润工，三分切工”之说，可见润药是关键。

操作方法：润的方法有浸润、伏润、露润等。

①浸润：以定量水或其他溶液浸润药材，经常翻动，使水分缓缓渗入内部，以“水尽药透”为准。如酒浸黄连、木香；水浸郁金、枳壳、枳实等。

②伏润（闷润）：经过水洗、泡或用其他辅料处理的药材，用缸（坛）等在基本密闭条件下闷润，使药材内外软硬一致，利于切制。如郁金、川芎、白术、白芍、山药、三棱、槟榔等。

③露润（吸潮回润）：将药材堆放于湿润而垫有篾席的土地上，使其自然吸潮回润。如当归、玄参、牛膝等。

注意事项：①润法时间的长短应视药物质地和季节而定，如质地坚硬的需浸润 3 ～ 4 天或 10 天以上；质地较软的 1 ～ 2 天即可。夏、秋宜短，冬、春宜长。②质地特别坚硬的药物，一次不易润透，需反复闷润才能软化。如大黄、何首乌、泽泻、槟榔等。③夏季润药，由于环境温度高，要防止药物霉变。对含淀粉多的药物如山药、天花粉等，要防止发黏、变红、发霉、变味等。一经发现，要立即以清水快速洗涤，晾晒后再适当闷润。

2. 软化程度的检查 药材在水处理过程中，要检查其软化程度是否符合切制要求，习惯称“看水性”“看水头”。现将常用检查法简介如下：

（1）弯曲法：适用于长条状药材。药材软化后握于手中，大拇指向外推，其余四指向内缩，以药材略弯曲、不易折断为合格，如白芍、木通、木香等。

（2）指掐法：适用于团块状药材。以手指甲能掐入软化后药材的表面为宜，如白术、白芷、天花粉、泽泻等。

（3）穿刺法：适用于粗大块状药材。以铁扦能刺穿药材而无硬心感为宜，如大黄、虎杖等。

（4）手捏法：适用于不规则的根与根茎类药材。软化后以手捏粗的一端，感觉其较柔软为宜，如当归、独活等；有些块根、果实、菌类药材，需润至手握无响声及无坚硬感，如黄芩、槟榔、延胡索、枳实、雷丸等。

需要注意的是，这些检查方法主要适用于手工切制。采用机器切制时，药材软化程度要比手工切制的低。一般将软化后的药材略干燥，以使药材表面形成一定的硬度，而内部软硬适中，再进行机器切制。

（二）饮片的切制

药材的形状、质地和临床需要的不同，是决定饮片类型的基本因素。饮片切制可分为手工切制和机器切制，手工切片可灵活切制成各种规格、形状的饮片，而机器切片多为横片、斜片、段、丝等。

1. 常见的饮片类型和选择原则

（1）极薄片：厚度为 0.5mm 以下，适宜质地致密、极坚实的药材。如木质类及动物骨、角质类药材，包括羚羊角、鹿角、松节、苏木、降香等。

（2）薄片：厚度为 1 ～ 2mm，适宜质地致密坚实、切薄片不易破碎的药材。如白芍、乌药、槟榔、当归、木通、天麻、三棱等。

（3）厚片：厚度为 2 ～ 4mm，适宜质地松泡、粉性大、黏性大、切薄片易破碎的药材。为了突出鉴别特征，或为了饮片外形的美观，或为了方便切制操作，视不同情况，可选择直片、斜片等。

①直片（顺片）：适宜性状肥大、组织致密、色泽鲜艳和需突出其鉴别特征的药材。如大黄、天花粉、白术、附子、何首乌、防己、升麻等。

②斜片：适宜长条形且纤维性强的药材。倾斜度小的称瓜子片（如桂枝、桑枝）；倾斜度稍大而体积粗者称马蹄片（如大黄）；倾斜度更大而药材较细者称柳叶片（如甘草、黄芪、川牛膝、银柴胡、漏芦、苏梗、鸡血藤、木香等）。

（4）丝：包括细丝和宽丝。

①细丝：宽 2 ～ 3mm，适宜皮类和较薄果皮类药材。如黄柏、厚朴、桑白皮、青皮、合欢皮、陈皮等。

②宽丝：宽 5 ～ 10mm，适宜叶类和较厚果皮类药材。如荷叶、枇杷叶、淫羊藿、冬瓜皮、瓜蒌皮等。

（5）段（咀、节）：长为 10 ～ 15mm，长段又称“节”，短段称“咀”。适宜全草类和形态细长，有效成分易煎出的药材。如薄荷、荆芥、香薷、益母草、党参、青蒿、佩兰、瞿麦、怀牛膝、沙参、白茅根、藿香、木贼、石斛、芦根、麻黄、忍冬藤、谷精草、大蓟、小蓟等。

（6）块：边长为 8 ～ 12mm 的立方块。有些药材煎熬时，易糊化，需切成不等的块状，如阿胶丁等。为了方便对药材进行炮炙（如酒蒸），切制时，还可选择一定规格的块或片。如大黄、何首乌等。

2. 常用的切制方法

（1）机械切制：目前，饮片切制在不影响药效，便于调配、制剂的前提下，基本上采用机械化生产，并逐步向联动化生产过渡。

机械切制饮片具有产量大、速度快、劳动强度低、生产效率高等优点。但也存在着很多不足，如某些药材不适用机械切制，切制的饮片类型单一、美观度也不够等。因此，更新、改进现有的切药机械，使之能生产多种饮片类型并提高精密度是机器切制亟待解决的问题。

（2）手工切制：由于机器切制还不能满足某些饮片类型的切制要求，在某些环节手工切制仍在使用。手工切制虽然产量小、劳动强度大，但由于切出的饮片均匀平整、光滑美观、损耗率低、类型和规格齐全，能弥补机器切制的不足。故某些药材，如太软、太黏及粉质药材和少量特殊药材，特别是贵重药材，仍使用手工切制。

手工切制用的切药刀，全国各地不甚相同，但切制方法相似。操作时，将软化好的药物，整理成把（称“把活”）或单个（称“个活”）置于刀床上，用手或特别的压板向刀口推进，然后按下刀片，即切成饮片。饮片的厚薄长短，以推进距离控制。有些“个活”，如槟榔，可用“蟹爪钳”夹紧向前推进。某些贵重药材，还可采用特殊的工具加工切制，如鹿茸加工壶，就是专门用来加工鹿茸的。“把活”适用于全草、细长的根和根茎、藤木、皮、叶类药材；“个活”主要针对不规则团块状、颗粒状的药材。

手工切药刀主要有：

①切药铡刀：主要由刀片、刀床（刀桥）、压板、装药斗、控药棍等部件组成。操作时，人坐在刀凳上，左手握住药材向刀口推送，同时右手拿刀柄向下按压，即可切出饮片。较多用于横切薄片及草类药物，如桂枝、白芍、荆芥、香薷等。

②片刀（类似菜刀）：多用于切厚片、直片、斜片等，如浙贝母、白术、

甘草、黄芪、苍术等。

（三）饮片干燥方法

药材经过水处理后，含水量较高，易于变质，因此药材切成饮片后，为保存药效，便于贮存，必须及时干燥。干燥是否及时、干燥方法是否得当也是保证药物质量的关键之一。由于各种药物性质不同，干燥方法也不尽相同，根据所用的设施不同，主要分为传统干燥技术和现代干燥技术。

1. 传统干燥技术　包括自然干燥和烘焙法。自然干燥是指把切制好的饮片置于日光下晒干或置于阴凉通风处阴干。晒干法和阴干法都不需要特殊设备，但易受气候的影响，露天干燥还极不卫生。为了弥补此缺陷，传统干燥中采用了烘焙法干燥药材。烘焙法是指采用简单的设施直接或间接加热，使药材充分干燥的方法。其中，晒干和阴干属于自然干燥，烘焙法则和现代常用的干燥方法一样，属于人工干燥。

药物的饮片干燥传统要求保持形、色、气、味俱全，充分发挥其疗效，根据不同性质的药物及干燥方法，可归纳为：

（1）黏性类：此类药材多含有黏性糖质类药材，潮片容易发黏，多采用烘焙法或暴晒法。明火烘焙可使药物外皮迅速硬结，内部原汁不向外渗，从而保证药材质量。干燥时要勤翻动，防止焦枯，时间也不可过久，一般烘焙或暴晒至九成干即可，以手摸之以不黏手为度。常见药物如天冬、玉竹等。

（2）粉质类：此类药材是指含有淀粉较多的药物，这些药材的潮片极易发滑、发黏、发霉、发馊、发臭而变质，宜采用晒干法或烘焙法。干燥时注意要随切随晒，薄摊晒干，轻翻防碎。如天气不好，可采用微火烘焙，避免火力过大导致药物变色。常见药物如山药、浙贝母等。

（3）油质类：此类药材因含有大量脂肪油，故极易起油。干燥时，宜采用日晒法，如必须采用烘焙法，也只能用微火烘焙，以避免因油质溢出而影响质量。常见药物如当归、怀牛膝、川芎等。

（4）芳香类：此类药材多含有挥发性成分，该成分也就是其香味的来源。经验认为，芳香类药材的香味极其重要，香味与质量有密切的关系，香味浓就意味着质量好。为了防止挥发性成分的散失，多采用阴干法，切后薄摊于阴凉通风干燥处。如太阳不太强烈也可晒干，但决不可在烈日下暴晒，否则温度过高会挥发香气，颜色也随之变黑。如遇阴雨连绵天气，药材快要发霉，不得不采用微火烘焙时，也需特别注意火力不能过大，以免使药物变质。常见药物如荆芥、薄荷、香薷、木香等。

（5）色泽类：这类药材色泽很重要，宜根据色泽的不同，分别采用日晒法和烘焙法，如白色类的桔梗、浙贝母宜用日晒，越晒越白；黄色类的泽泻、黄芪，宜用小火烘焙，可保持黄色，增加香味。

干燥方式的不同很大程度上决定了药材的质量。由于温度和时间的变化会对药物化学成分产生不同的影响，在确定适宜的干燥方法时，把有效成分的含量、药性等多种因素综合起来考虑，尽可能取其各方面的优势，才能获得质优效高的药材。

2. 现代干燥技术 现代干燥技术是利用一定的干燥设备，对饮片进行干燥。优点是：①不受环境影响；②干净卫生，符合现代的卫生标准；③条件可控，避免了传统干燥中烘焙法火力不便掌控的缺陷；④提高生产率，缩短干燥时间，降低劳动强度。

近年来，全国各地在生产实践中，设计并制造出各种干燥设备，如直火热风式、蒸汽式、电热式、远红外线式、微波式，其干燥能力和效果均有了较大的提高，这些干燥设备正在不断推广和完善，适宜大量生产。常见的干燥设备有：翻板式干燥机、热风式干燥机、红外线辐射装置设备、微波干燥技术、太阳能集热器干燥技术。

【炮制方法】

一、清炒法

将净制或切制后的药物，置预热炒制容器内，加热翻动或转动炒至一定程度的方法，称为清炒法。根据炒制药物时火力及程度标准要求的不同，可分为炒黄、炒焦和炒炭。

炒黄是将净选或切制过的药物，置预热的炒制容器内，用文火或中火加热，并不断翻动或转动，使药物表面呈黄色或颜色加深，或发泡鼓起，或爆裂，并逸出固有气味的方法。炒黄法多适用于果实种子类药物，传统有“逢子必炒”之说。

炒焦是将净选或切制后的药物，置预热的炒制容器内，用中火或武火加热，炒至药物表面呈焦黄或焦褐色，内部颜色加深，并具有焦香气味。炒炭是将净选或切制后的药物，置预热的炒制容器内，用武火或中火加热，炒至药物表面焦黑色或焦褐色，内部呈棕褐色或棕黄色。

（一）炒制方法

1. 手工炒药

（1）预热：用一定的火力加热炒药锅，待锅温适宜后再投入药物进行炒制。传统上，常用手来判断或预试锅温。方法是将手掌平悬于距锅底 8 ～ 10cm 处，凭手掌皮肤感受的热度来推断锅温是否适中。此方法操作技能性强，需靠长期的实践才能掌握。另外也可用少量药物试炒，若炮制程度符合其质量要求，则可推断锅温适宜。

（2）投药：锅温适宜后，迅速投入药物。投药量的多少要根据锅的大小、药物的品种而定，原则是少量分锅炒，投药太多易使药物受热不均匀。

（3）翻炒：投入药物后，应用药铲等工具迅速搅拌或翻炒，动作要快、要勤，使药物均匀受热。翻动时，要求每次翻炒都要露锅底，俗称“亮锅底”，目的是避免药物长时间停留锅底，而导致药材炒制程度太过。

（4）出锅：当药物炒至规定的程度时，要立即将其取出，俗称“出锅”。出锅要迅速，以免药物炮制程度“太过”，并应及时摊凉，除去药屑。

手工炒制虽然器具简单易得，能炒炙出各种炮制品，应用范围广，但存在劳动强度大、生产量少，且炮制后的饮片质量不易控制等缺点。

2. 机械炒药　目前大量生产多用炒药机。常用的炒药机有滚筒式炒药机、微机程控炒药机等。机器炒药操作方便、生产量大，能减轻劳动强度，故广泛应用于大量药物的炒炙。

（1）滚筒式炒药机：由炒药滚筒、热源及动力等部分组成。炒药机的温度可根据不同的药材及不同的炒制方法进行调节。由于炒药筒匀速回转，因而药物受热均匀，炒制的饮片色泽一致，且炒制时间比手工炒制可缩短三分之一，加之结构简单、操作方便、劳动强度小，故应用广泛。可用于炒黄、炒焦、炒炭、砂烫、麸炒、土炒、醋炒、盐炒、蜜炙等。

（2）平锅式炒药机：由炒药平锅、电动搅拌器、热源及动力部分组成。炒药机的温度可根据不同的药材及不同的炒制方法进行调节。应用范围广，但以炒黄、炒焦、各种液体辅料炒制及烫制最为常用。

（二）炒制的注意事项

1. 药物炒制前大小分档，分次炒制，以免生熟不匀。

2. 炒药前应先将容器预热到一定程度，不能凉锅下药。

3. 炒制时选择适当的火力和掌握好火候。

4. 翻炒要均匀，出锅要迅速。

二、加固体辅料炒法

将净制或切制后的药物与固体辅料同炒的方法，称为加辅料炒法，又称加固体辅料炒、拌炒或辅料拌炒。

加辅料炒法的辅料多具有中间传热作用，可以使药物受热均匀，炒后的饮片色泽一致、质地酥脆，起到增强疗效、缓和药性、矫臭矫味、降低毒性、提高有效成分煎出率等作用。根据所用辅料种类不同，加辅料炒法可分为麸炒、米炒、土炒、砂（炒）烫、蛤粉（炒）烫、滑石粉（炒）烫等。

（一）麸炒

将净制或切制后的药物用麦麸熏炒至一定程度的方法，称为麸炒，又称“麦麸炒”“麸皮炒”。麦麸为小麦的种皮，味甘淡、性平，具有和中益脾之功，用本品炒制的药物多具有补脾胃、作用峻猛、有腥臭味等特点。

1. 操作方法 先用中火或武火将炒制容器预热，再往锅底及其周围撒少许麦麸，稍停即焦化冒烟，又无火星出现时，说明达到麸炒温度。再将定量的麦麸均匀撒入其中，迅速翻炒至起烟时投入待炒药物，不断均匀翻炒并适当控制火力，炒至药物表面呈黄色或深黄色时取出，立即用铁丝筛筛去麦麸，放凉。

麦麸用量一般为每 100kg 药物，用麦麸 10 ～ 15kg。

2. 注意事项

（1）麦麸用量要适当，麦麸量小产生烟气不足，达不到麸炒要求，量大则浪费。所选麦麸以片大者为佳，片小者在炒制过程中很快焦化完全，亦可导致烟气不足。

（2）待炒药物要求干燥，以免药物黏附焦化麦麸，且炒前要“分档”，可使炒制的药物色泽、时间一致。

（3）火力要求适中，麸炒一般用中火，始终均匀一致，使麦麸产生足够的烟气熏炒药物，火力过小则达不到麸炒要求，火力过大则药材易焦化。容器预热温度以少量麦麸投入，“麸下烟起”为度。

（4）麦麸撒布要均匀，操作要迅速，起烟投药。

（5）麸炒药物达到需求标准时要迅速出锅，及时筛去麦麸，以免造成成品色深，火斑过重。

（二）米炒

将净制或切制后的药物与米同炒的方法，称为米炒。米为禾本科植物稻的种仁，炮制药物多选用大米或糯米，一般以糯米为佳，有些地区用“陈仓米”，现在通常用大米。大米味甘、性平，能够和中健脾、除烦止渴，故用本品炒制的药物多具有补益脾胃的作用；在炒制过程中，大米能吸附某些药物的毒性成分，因此米炒法也适用于某些具有毒性的昆虫类药物。

1. 操作方法

（1）米拌炒法：将炒制容器加热至适宜温度，加入定量的米，中火加热，待米冒烟时，投入待炒药物，不断均匀翻炒，至米呈深黄色或黄棕色时取出，筛去米，放凉。

（2）米上炒法：将浸湿的米撒入温度适宜的热锅内，使其平贴锅底，中火加热，至米冒烟时投入药物，轻轻翻动米上的药物，将炒至米呈黄棕色或焦黄色，取出，筛去米，放凉。

大米用量一般为每 100kg 药物，用米 20kg。

2. 注意事项

（1）炒制昆虫类药物时，药物变化不明显，主要通过观察米的色泽判断火候，一般炒至米变焦黄色或焦褐色为佳。

（2）炒制植物类药物时，观察药物或米的色泽变化，以炒至药物呈黄色或米呈深黄色为度。

（3）炒制有毒药物时，应注意加强劳动防护，预防中毒。

（4）若用米上炒法，尽量将湿米平贴锅底，轻翻米上药物，让药物隔着米加热。

（三）土炒

将净选或切制后的药物与灶心土共同拌炒的方法，称为土炒，也有用黄土、赤石脂者。

灶心土为久经柴草熏烧的灶底中心的焦黄土，炮制药物时，刮去外层焦黑部分，选取红褐色土块，碾成细粉备用。灶心土味辛，性微温，归脾、胃经，具有温中、止泻、止呕、止血等作用，用本品炒制的药物多具有补脾止泻等特性。

1. 操作方法 将炒制容器加热至适宜温度，加入定量的碾细过筛后的灶心土粉，中火加热，炒至土粉呈灵活状态时投入待炒药物，不断均匀翻炒，至药物表面均匀挂上一层土粉（习称“挂土”），并透出香气时取出，筛去土粉，放凉。灶心土用量一般为每 100kg 药物，用土 25 ～ 30kg。

2. 注意事项

（1）灶心土加热至灵活状态投入药物后，应适当调节火力，一般用中火，火力过大则药物易烫焦，过小则药物不易“挂土”。

（2）药物达到土炒要求出锅后，要立即筛去土粉，以免药物焦化。

（3）土粉炒制同种药物时，可连续使用，若土色变暗，要及时更换新土。

三、炙法

将净选或切制后的待炮制品与液体辅料共同拌润，并炒至一定程度的操作过程，称为液体辅料炒制，也称为炙法。

根据所用辅料不同，液体辅料炒制可分为酒炙法，如黄连、大黄等；醋炙法，如乳香、没药、香附等；盐炙法，如杜仲、车前子，知母、黄柏等；姜炙法，如黄连、竹茹、厚朴等；蜜炙法，如百部、款冬花、黄芪等；油炙法，如蛤蚧、三七等。

（一）酒炙法

将待炮制品加入定量黄酒拌炒至规定程度的操作方法，称为酒炙法。酒味甘、辛，性热，气味芳香，具有通血脉、御寒气、行药势、去腥味等作用。故酒炙法多用于活血散瘀、祛风通络药物及动物类药物。

1. 操作方法

（1）先拌酒后炒药（润炒）：将待炮制品与定量黄酒拌匀，闷润，待酒被吸尽后，置炒制容器内，用文火炒至近干，取出，放凉。此法适用于质地较坚实的根及根茎类药物，如黄连、川芎、白芍等。

（2）先炒药后加酒（喷炒）：将待炮制品置炒制容器内，加热至一定程度后，喷洒定量黄酒炒干，取出，放凉。该法酒不易渗入药材组织内部，且加热翻炒时，酒易挥发，故一般少用。多用于质地疏松的药物，如五灵脂。

除另有规定外，一般用黄酒，每 100kg 待炮制品用黄酒 10 ～ 20kg。

2. 注意事项

（1）酒炙前需将药材大小分档，便于炒时掌握火候。

（2）药物加酒拌匀闷润过程中，容器上面应加盖，以免酒被迅速挥发。

（3）若酒用量较少，不易与药物拌匀时，可将酒加适量水稀释后，再与药物拌润。

（4）炒炙时火力不宜过大，一般用文火，勤加翻动，炒至近干、颜色加深时，取出，放凉。对于油性大的药物，应勤翻动，防止黏锅而引起焦煳，出锅宜快。

（二）醋炙法

将净选或切制后的待炮制品加入定量米醋拌炒至规定程度的操作方法，称为醋炙法。醋味酸、苦，性温，主入肝经血分，具有收敛解毒、散瘀止痛、矫臭矫味等作用。故醋炙法多用于疏肝解郁、散瘀止痛、攻下逐水的药物。

1. 操作方法

（1）先拌醋后炒药：将待炮制品加入定量米醋拌匀，闷润，待醋被吸尽后，置炒制容器内，用文火炒至规定程度时，取出，放凉。此法适用于多数植物类药物，如甘遂、芫花、柴胡等。

（2）先炒药后喷醋：将待炮制品置于炒制容器内，文火加热，炒至表面颜色改变或熔化发亮（树脂类）时，喷洒定量米醋，炒干，取出，摊开，放凉。此法适用于树脂类、粪便类药物，如乳香、没药、五灵脂等。

醋炙时，用米醋。除另有规定外，一般每 100kg 待炮制品用米醋 20kg。

2. 注意事项

（1）醋炙前需将药材大小分档，以便于炒时掌握火候。

（2）醋炙温度不宜过高，一般用文火，勤加翻动，使药材受热均匀，炒至规定程度。

（3）若醋的用量少，不易与药材拌匀时，可加适量水稀释醋液后再拌。

（4）树脂类、粪便类药材需采用先炒药后喷醋的方法；喷醋和药材受热均要均匀，达到规定程度后，迅速出锅，以防熔化粘锅。

（三）盐炙法

将待炮制品加入定量盐水拌炒至规定程度的操作方法，称为盐炙法。食盐味咸、性寒，具有清热凉血、润燥通便、软坚散结、强健筋骨、引药入肾、防腐矫味等作用，与药物共制，可增强补益肝肾、滋阴降火、疗疝止痛之功效。故盐炙法多用于补肾固精、疗疝、利尿、泻相火等药物。

1. 操作方法

（1）先拌盐水后炒药：将待炮制品加入适量盐水拌匀，闷润，待盐水被吸尽后，置炒制容器内，文火炒至规定程度，取出放凉。

（2）先炒药后加盐水：先将待炮制品置炒制容器内，文火炒至一定程度，再分次喷淋盐水，炒干，取出放凉。此法多用于含黏液质较多的药物。

盐炙时，食盐应先加适量水溶解、滤过，备用。除另有规定外，一般每

100kg 待炮制品用食盐 2kg。

2. 注意事项

（1）加水溶解食盐时，水的用量应视药物吸水情况而定，一般以食盐用量的 4 ～ 5 倍为宜。

（2）含黏液质多的药物，如车前子、知母等，遇水容易发黏，盐水不易渗入，炒时易粘锅，故此类药物炮制时应先加热除去部分水分，使质地疏松后，再喷洒盐水，以利于盐水的渗入。

（3）盐炙法多用文火，对先炒药后加盐水的操作更应控制火力。如火力过大，则加入盐水后，水分迅速蒸发，导致食盐黏附在锅上，达不到盐炙的目的。

（四）姜炙法

将待炮制品加入定量姜汁拌炒至规定程度的操作方法，称为姜炙法。生姜辛温，能温中止呕、化痰止咳。故姜炙法多用于降逆止呕、祛痰止咳的药物。

1. 操作方法　将待炮制品与一定量的姜汁拌匀，闷润，置炒制容器内，用文火炒至姜汁被吸尽或规定程度后，取出，晾干。

姜汤煮：将鲜姜切片煎汤，加入药物煮 2 小时，待姜汁基本被吸尽后，取出，切片，干燥。

除另有规定外，每 100kg 待炮制品用生姜 10kg。若无生姜，可用干姜代替，用量为生姜的三分之一。

姜汁的制备方法：

（1）榨汁将生姜洗净，捣烂，加适量水压榨取汁，残渣再加水共捣，重复压榨一次，合并汁液，备用，即为“姜汁”。姜汁与生姜的比例为 1 ∶ 1。

（2）煮汁取净生姜片，置锅内，加适量水煮，过滤残渣，重复操作 1 ～ 2 次，合并滤液，适当浓缩，取出备用。

2. 注意事项

（1）制备姜汁时，水的用量不宜过多，一般最后所得姜汁与生姜的比例为 1 ∶ 1。

（2）药物与姜汁拌匀后，需充分闷润，待姜汁完全被吸尽，再用文火炒干。否则，达不到姜炙的目的。

（五）蜜炙法

将待炮制品加入定量炼蜜润炒至规定程度的操作过程，称为蜜炙法。蜂蜜性味甘、性平，具有甘缓益脾、润肺止咳、矫臭矫味等作用。因此，蜜炙法多用于补脾益气、止咳平喘类药物。蜂蜜虽言性平，实则生用性偏凉，能清热解毒；熟用性偏温，能补脾气、润肺燥。

1. 操作方法

（1）先拌蜜后炒药：先取定量的炼蜜，加适量开水稀释，与待炮制品拌匀、闷润，使蜜逐渐渗入药材组织内部，然后置炒制容器内，用文火炒至颜色加深，且不黏手时，取出摊晾，凉后及时收贮。

（2）先炒药后加蜜：先待炮制品置炒制容器内，用文火炒至颜色加深时，再加入定量的炼蜜，迅速翻动，使蜜与药物拌匀，炒至不黏手时，取出摊晾，凉后及时收贮。

炼蜜的用量视药物的性质而定。一般质地疏松、纤维多的药物用蜜量宜大；质地坚实、黏性较强、油分较重的药物用蜜量宜小。

炼蜜的用量：一般每 100kg 药物用炼蜜 25kg。

炼蜜的制备：蜜炙法所用蜂蜜均为炼蜜。其炼制方法为：先将蜂蜜置适宜容器内，加热至徐徐沸腾后改用文火，使其保持微沸，除去泡沫及上浮蜡质，用箩筛或纱布滤去死蜂、杂质，再倾入锅内，加热至 116 ～ 118℃，满锅起鱼眼泡，用手捻之有黏性，且两指间尚无长白丝出现时，停止加热，迅速出锅。炼蜜的含水量应控制在 10% ～ 13%。

2. 注意事项

（1）炼蜜时，火力不宜过大，以免溢出锅外或焦化；蜜液微沸时，应及时用勺上下搅动，防止外溢；炙的时间可稍长，尽量将水分除去，避免发霉。

（2）炼蜜不可过老，否则黏性太强，不易与药物拌匀。

（3）因炼蜜过于浓稠，蜜炙时应先将炼蜜加适量沸水稀释，加水量要严格控制，一般为炼蜜量的1/3～1/2，以蜜汁能与饮片拌匀而又无剩余蜜液为宜。

（4）蜜炙药物须凉后密闭贮存，以免吸潮发黏或发酵变质。

（5）注意安全，避免起火。

四、蒸法

取待炮炙品，净制或切制后，大小分档，加清水或液体辅料拌匀、润透，置适宜的蒸制容器内，用蒸汽加热至规定程度，取出，稍晒，拌回蒸液，再晒至六成干，切片或段，干燥，称为蒸法。

其中根据加辅料与否分为：不加辅料蒸者称为清蒸法，如黄芩、桑螵蛸、人参、木瓜、天麻等。加辅料蒸者为加辅料蒸法，其中有酒蒸，如地黄、黄精、山茱萸、五味子等；黑豆汁蒸，如何首乌等；豆腐蒸，如藤黄等。

按蒸制的方法分为：直接利用流通蒸汽蒸者称为“直接蒸法”；药物在密闭条件下隔水蒸者称“间接蒸法”；药物用容器盛装密闭后再在密闭条件下隔水蒸者称“炖法”。

1. 操作方法

（1）洗涤：将待蒸的药物洗涤干净。

（2）分档：大小分档。

（3）闷润：质地坚硬者，可适当先用水浸润1～2小时；用液体辅料同蒸者，可利用该辅料润透药物，以加速蒸的效果。

（4）蒸至所需程度，然后将洗净润透或拌匀辅料后润透的药物，置笼屉或铜罐等蒸制容器内，隔水加热或流通蒸汽加热至所需程度取出、切片、干燥。

蒸制时间一般视药物而不同，短者1～2小时，长者数十小时，有的还要求反复蒸制（如九蒸九晒）。

2. 注意事项

（1）需用液体辅料拌蒸的药物应待辅料被吸尽后再蒸制。

（2）蒸制过程中要注意火力一般先用武火，待“圆气”后改为文火，保持锅内有足够的蒸汽即可。但在非密闭容器内酒蒸时，要先用文火，防止酒很快挥散出去，达不到酒蒸的目的。

（3）蒸制时要控制时间，若时间太短，则达不到炮制目的；若蒸制过久，则影响药效，有的药物可能“上水”，难于干燥。

（4）需长时间蒸制的药物宜不断添加开水，以免蒸汽中断，特别注意不要将水煮干，影响药物质量。需日夜继续蒸制者应有专人值班，以保安全。

（5）加辅料蒸制完毕后，若容器内有剩余的液体辅料，应拌入药物后再进行干燥。

五、煮法

取待炮炙品，净制或切制后，大小分档，加清水或规定的辅料共煮透，至切开内无白心时，取出，晒至六成干，切片，干燥，称为煮法。

煮制包括清水煮和加辅料煮。其中加辅料煮所用的辅料种类较多，如甘草水煮（远志、巴戟天、吴茱萸等）、豆腐煮（藤黄、硫黄等）、醋煮（莪术等）、姜煮等。

1. 操作方法

煮法的操作方法因各药物的性质、辅料来源及炮制要求不同而异，其工艺程序及要求如下。

（1）清水煮：先将药物大小分档，泡至内无干心，再将药物放入锅中，加水盖过药面，武火煮沸，改用文火煮至内无白心，取出，切片，干燥，如川乌。或先将水用武火煮沸后，再投入净药材，煮至一定程度，取出，闷润至内外湿度一致，切片，干燥，如黄芩。

（2）药汁煮或醋煮：将净药材加药汁或醋拌匀，置锅中，加水盖过药面，武火煮沸，改用文火煮至药透汁尽，取出，切片，干燥，如醋莪术、甘草水煮远志。

（3）豆腐煮：将药物置豆腐中，放置于锅中，加水盖过豆腐，武火煮至规定程度，取出放凉，除去豆腐，洗净，水飞或研粉使用，如藤黄。

2. 注意事项

（1）大小分档，分别炮制。

（2）适当掌握加水量：加水量多少需根据要求而定。如煮的时间长用水宜多，短者可少加；若需煮熟、煮透或弃汁、留汁的加水宜多，要求煮干者，则加水要少。加液体辅料煮制时，加水量应控制适宜，要求药透汁尽，加水过多，药透而汁未吸尽，有损药效；加水过少，则药煮不透，影响质量。

（3）适当掌握火力：先用武火煮至沸腾，再改用文火，保持微沸，否则水分迅速蒸发，不易向药物组织内部渗透。如果煮制中途需加水时，宜加沸水。

（4）煮好后出锅，及时晒干或烘干，如需切片，应闷润至内外湿度一致再切片、干燥，如黄芩。或适当晾晒再切片、干燥，如乌头。

（5）煮有毒药物应留汁，且汁应弃去，如川乌；煮无毒药物，若用辅料起协同作用，应煮干不留汁，如远志、吴茱萸。

说明：本文参考《七十六种药材商品规格标准》（1984 年）、《中药材信息监测与技术服务手册》、《中药材商品规格标准化研究》、《中国道地药材》、《中国满族医药》、《中国药典》（2015 年版）等资料编纂而成。

参考文献

［1］国家药典委员会．中华人民共和国药典・一部［S］．北京：中国医药科技出版社，2015.

［2］高天爱，王满恩，刘如良．最新中药材真伪图鉴［M］．太原：山西科技出版社，2012.

［3］康廷国．中药鉴定学［M］．北京：中国中医药出版社，2016.

［4］张继．中国中药材真伪鉴别图典［M］．广州：广东科技出版社，2011.

［5］谢宗万．全国中草药汇编彩色图谱［M］北京：人民卫生出版社，1996.

［6］钱信忠．中国本草彩色图鉴［M］北京：人民卫生出版社，2003.

［7］陈士林．中草药大典［M］北京：军事医学科学出版社，2006.

［8］陈士林．中国药材图鉴［M］北京：中医古籍出版社，2013.

［9］国家药典委员会．中药材显微鉴别彩色图鉴［S］．北京：中国医药科技出版社，2009.

［10］叶华谷．中国中草药三维图典［M］．广州：广东科技出版社，2015.

［11］刘春生．名贵中草药彩色图鉴［M］北京：人民军医出版社，2016.

［12］彭成．中国道地药材［M］北京：中国中医药出版社，2011.

［13］刘淑云．中国满族医药［M］北京：中国中医药出版社，2017.

［14］赵中振．药材鉴定图典［M］福州：福建科技出版社，2010.

［15］龙兴超．二百种中药材商品电子交易规格等级标准［M］北京：中国医药科技出版社，2017.

［16］龚千锋．中药炮制学［M］北京：中国中医药出版社，2016.

［17］谢利德．药用植物图鉴［M］北京：北京大学医学出版社，2016.

［18］黄璐琦．中药材信息监测与技术服务手册［M］北京：中国中医药出版社，2015.